U0130030

国家出版基金项目
NATIONAL PUBLICATION FOUNDATION

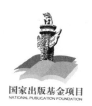

「十三五」国家重点图书出版规划项目

中医古籍名家点评丛书

总主编◎吴少祯

养生月览

宋·周守忠◎撰

叶明花　蒋力生◎点评

运化玄枢

明·朱权◎撰

叶明花　蒋力生◎点评

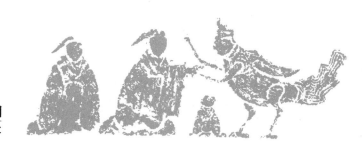

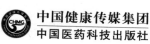
中国健康传媒集团
中国医药科技出版社

图书在版编目（CIP）数据

养生月览／(宋)周守忠撰；叶明花，蒋力生点评．运化玄枢／(明)朱权撰；叶明花，蒋力生点评．—北京：中国医药科技出版社，2021.1

（中医古籍名家点评丛书）

ISBN 978 – 7 – 5214 – 2220 – 7

I.①养… ②运… II.①周… ②朱… ③叶… ④蒋… ⑤叶… ⑥蒋… III.①养生（中医）–中国–宋代②养生（中医）–中国–明代 IV.①R212

中国版本图书馆 CIP 数据核字（2020）第 258856 号

美术编辑	陈君杞
版式设计	南博文化

出版　**中国健康传媒集团**｜中国医药科技出版社

地址　北京市海淀区文慧园北路甲 22 号

邮编　100082

电话　发行：010 – 62227427　邮购：010 – 62236938

网址　www.cmstp.com

规格　710 × 1000mm $^1/_{16}$

印张　10 $^1/_4$

字数　145 千字

版次　2021 年 1 月第 1 版

印次　2021 年 1 月第 1 次印刷

印刷　三河市万龙印装有限公司

经销　全国各地新华书店

书号　ISBN 978 – 7 – 5214 – 2220 – 7

定价　**29.00 元**

获取新书信息、投稿、为图书纠错，请扫码联系我们。

版权所有　盗版必究

举报电话：010 – 62228771

本社图书如存在印装质量问题请与本社联系调换

《中医古籍名家点评丛书》
编委会

学术顾问（按姓氏笔画排序）

马继兴　王永炎　邓铁涛　李　鼎　李经纬

余瀛鳌　张伯礼　张学文　周仲瑛　晁恩祥

钱超尘　盛增秀

总　主　编　吴少祯

副总主编　黄龙祥　郑金生　陶御风

编　　委（按姓氏笔画排序）

于俊生　马有度　王　丽　王　英　王　茹

王东坡　王咪咪　王家葵　王德群　叶　进

叶明花　田　理　田代华　史大卓　史欣德

史马广寒　冯晓纯　朱广亚　竹剑平　庄爱文

刘更生　齐玲玲　江厚万　江凌圳　孙　伟

孙文钟　孙理军　杜广中　李　明　李荣群

李晓寅　李德新　杨　进　杨金萍　吴小明

吴孟华　吴朝华　余　凯　邹洪宇　汪　剑

沈　成　沈庆法　沈堂彪　沈澍农　张登本

范　颖　和中浚　庞境怡　郑金生　胡晓峰

俞承烈　施仁潮　祝建伟　贾德蓉　徐大基

徐荣谦　高晶晶　郭君双　烟建华　陶御风

黄　斌　黄龙祥　黄幼民　黄学宽　曹　晖

梁茂新　彭　坚　彭荣琛　蒋力生　程　伟

程志源　程磐基　曾安平　薛博瑜

◉ | 出版者的话

　　中医药是中国优秀传统文化的重要组成部分之一。中医药古籍中蕴藏着历代名家的思维智慧与实践经验。温故而知新，熟读精研中医古籍是当代中医继承、创新的基石。新中国成立以来，中医界对古籍整理工作十分重视，因此在经典、重点中医古籍的校勘注释，常用、实用中医古籍的遴选、整理等方面，成果斐然。这些工作在帮助读者精选版本、校准文字、读懂原文方面发挥了良好的作用。

　　习总书记指示，要"切实把中医药这一祖先留给我们的宝贵财富继承好、发展好、利用好"，从而对弘扬中医药学、更进一步继承利用好中医药古籍提出了更高的要求。为此我们策划组织了《中医古籍名家点评丛书》，试图在前人整理工作的基础上，通过名家点评的方式，更进一步凸显中医古代要籍的学术精华，为现代中医药的发展提供借鉴。

　　本丛书遴选历代名医名著百余种，分批出版。所收医药书多为传世、实用，且在校勘整理方面已比较成熟的中医古籍。其中包括常用经典著作、历代各科名著，以及古今临证、案头常备的中医读物。本丛书致力于将现有相关的最新研究成果集于一体，使之具备版本精良、校勘细致、内容实用、点评精深的特点。

参与点评的学者，多为对所点评古籍研究有素的专家。他们学验俱丰，或精于临床，或文献功底深厚，均熟谙该古籍所涉学术领域的整体状况，又对其书内容精要揣摩日久，多有心得。本丛书的"点评"，并非单一的内容提要、词语注释、串讲阐发，而是抓住书中的主旨精论、蕴含深义、疑惑谬误之处，予以点拨评议，或考证比勘，溯源寻流。由于点评学者各有专擅，因此点评的形式风格也或有不同。但其共同之点是有益于读者掌握、鉴识所论医籍或名家的学术精华，领会临床运用关键点，解疑破惑，举一反三，启迪后人，不断创新。

　　我们对中医药古籍点评工作还在不断探索之中，本丛书可能会有诸多不足之处，亟盼中医各科专家及广大读者给予批评指正。

中国医药科技出版社
2017年8月

作为毕生研读整理、编纂古今中医临床文献的一员，前不久，我有幸看到张同君编审和全国诸多相关教授专家们合作编撰《中医古籍名家点评丛书》的部分样稿。感到他们在总体设计、精选医籍、订正校注，特别是名家点评等方面卓有建树，并能将这些名著和近现代相关研究成果予以提示说明，使古籍的整理探索深研，呈现了崭新的面貌。我认为这部丛书不但能让读者系统、全面地传承优秀文化，而且有利于加强对丛书所选名著学验主旨的认识。

在我国优秀、靓丽的文化中，岐黄医学的软实力十分强劲。特别是名著中的学术经验，是体现"医道"最关键的文字表述。

《礼记·中庸》说："道也者，不可须臾离也。"清代徽州名儒程瑶田说："文存则道存，道存则教存。"这部丛书在很大程度上，使医道和医教获得较为集中的"文存"。丛书的多位编集者在精选名著的基础上，着重"点评"，让读者认识到中医药学是我国优秀传统文化中的瑰宝，有利于读者在系统、全面的传承中，予以创新、发展。

清代名医程芝田在《医约》中曾说："百艺之中，惟医最难。"特别是在一万多种古籍中选取精品，有一定难度。但清代造诣精深的名医尤在泾在《医学读书记》中告诫读者说："盖未有不师古而有济于今者，亦未有言之无文而能行之远者。"这套丛书的"师古济今"十分昭著。中国医药科技出版社重视此编的刊行，使读者如获宝璐，今将上述感言以为序。

中国中医科学院

余瀛鳌

2017年8月

总 目 录

养生月览

宋·周守忠　撰

叶明花　蒋力生　点评

目录 | Contents

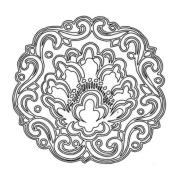

全书点评 | ◉

《养生月览》凡二卷，周守忠撰，成书于宋宁宗嘉定庚辰年（1220），是一部辑录型的著作，也是现存最早的月令体养生专著。书中辑录唐宋以前 100 多种著作（如《四时纂要》《月令图经》《琐碎录》《云笈七签》《千金月令》《梅师方》《四时养生录》《墨子秘录》等）中的养生资料共 507 条，以月令为序，按十二月份逐次编排而成，涉及日常起居、节令时俗、饮食服饵、卫生防疫、容止宜忌等多方面内容。该书内容丰富，体例新颖，问世后仿效者众多，影响深远。

一、成书背景

周守忠，又名周守中，字榕庵，或作松庵，南宋钱塘（今浙江杭州）人，生卒年不详。周氏儒雅风流，博古通今，熟稔医理，通晓养生。除著本书外，尚编纂有《养生类纂》《历代名医蒙求》《姬侍类偶》《古今谚》《姝联》等。其中，《养生类纂》征引历代养生文献多达 200 余种，保存了不少散佚的养生资料，是影响较大的养生专著。

两宋时期，养生之学蔚然而兴，养生著作层出不穷，养生流派亦杂然纷呈，各种养生主张竞相登场。四时养生即当时颇有影响的养生学派之一。其多以《素问·四气调神大论》等医经为理论依据，推衍阐发，主张顺应四季阴阳消长之规律，根据时令气候结合民间风俗习惯合理安排生活与民事，在日常起居中贯穿摄生保健之宗旨。影响较大者有周守忠《养生月览》、姜蜕《养生月录》、马永卿《嫩真子》、姚称《摄生月令》、陈希夷《二十四气坐功法》等。

二、主要学术思想

1. 顺应自然规律

四时指春夏秋冬四季。中国位于东亚大陆，大部分区域属于北温带，四季分明。古人很早就认识到春生、夏长、秋收、冬藏的万物生长规律，故《素问·四气调神大论》提出了春三月"养生"、夏三月"养长"、秋三月"养收"、冬三月"养藏"的四时养生保健之道。因此，四时养生的基本含义应该是顺应春夏秋冬四季阴阳变化规律的养生。但在古人的岁时观念中，"连月为时，纪时为岁"，农历 1 年有 12 个月（闰年则为 13 个月），不仅可分为春夏秋冬四季，还可以分为立春、雨水等二十四节气，甚至可以每气三候再分七十二候，而且一日又有昼夜十二时辰的划分。养生活动的开展，从根本上来说，最后都要落实到每日的安排上来。四时养生内容的安排可以非常具体和细化。但无论如何安排，都应该考虑四季气候阴阳变化的特点。为此，可以将四时养生分为狭义和广义两种情况。狭义的四时养生主要是指遵从春夏秋冬不同季节变化特点的养生，而广义的四时养生是指包含一年四季在内又进而细化到月份、节气、昼夜、时辰的养生，同时还包括以五年、十年甚至六十年为周期的，以五运六气理论为指导的疾病预防活动。不过，必须明确指出的是，即使是广义的四时养生，其本质特征还是顺应四时阴阳变化的根本规律。

《养生月览》作为广义的四时养生著作，虽然将养生的内容逐月安排，但其根本的出发点还是四时的阴阳变化，即以四时规律为前提。因此，书中有关时令气候、阴阳变化的记述随处可见，是养生活动安排的重要参照，表明周氏顺应自然的思想是非常牢固的。

2. 推崇道家服食

道家服食历史悠久，内容丰富。远在先秦时期，受神仙观念的影响，长生不老成为许多方士术家的不懈追求。从服食草木到矿石、菌芝，进而到金丹大药，道仙家希望能够"假物固形"，变化气性，延年益寿乃至长生不老。历史上，炼丹之风自秦汉魏晋到南北朝，直至隋唐五代，绵延千年，虽其势渐颓，然遗绪犹存。记载在《备急千金要方》《外台秘要》，乃至《太平圣惠方》《圣济总录》的神仙服食方甚为夥众。周守忠生当南宋理宗之时，内丹（以天地阴阳变化、天人合一思想为指导，以人体为鼎炉，以精气神为药物，注重周天火候，夺气为铅，伐血作汞，在体内凝炼成的丹丸）服食之风固已兴盛，外丹（用炉鼎烧炼金石配置成的药饵）服食亦尚未完全寝息。周氏的另一部养生著作《养生类纂》中设有"服饵部"专卷，除服用日月星辰精华之气外，还记载有玉银玉屑、珍珠云母等物，说明周氏对道家服食之方颇为推崇。

3. 重视卫生防疫

注重个人卫生和环境卫生始终是中华民族的优秀传统。早在殷墟甲骨文就有盥洗、沐浴的文字记载，《诗经》则有"夙兴夜寐，洒扫廷内"的吟诵。《养生月览》引用的文献中，论述个人及环境卫生的内容很多，涉及沐浴的资料有"正月一日，取枸杞菜煮作汤沐浴，令人光泽，不病不老""正月八日，沐浴去灾祸""正月十日，人定时沐浴，令人齿坚"等；讲整治环境的，如"正月旦鸡鸣时，把火遍照五果及桑树上下，则无虫""腊后遇除日，取鼠头烧灰，于子地上埋之，永无鼠耗"等。这些虽然是引用前人的文献，但反映周氏重视卫生的思想导向。

中医很早就知道瘟疫的危害性，而且认识到瘟疫与四时不正之气有密切关系，因此积累了丰富的瘟疫防治方法，尤其在药物预防方面，创制了很多药方。《养生月览》载录的防疫药方也不在少数，正月的五香汤、小续命汤，二月的神明散，三月的商陆汤，四月的五枝汤，五月的疟疾鬼哭丹，六月的肾沥汤，七月的八味地黄丸，九月的菊花酒，腊月的茵陈丸等都是预防时疫的典型方剂。这些药方的载录，表明周氏对时疫防治的重视。

三、学习要点

1. 了解本书体例

本书是一部月令体的养生著作，其突出的特点是将各种文献记载的日常养生事宜，如作息出入、行立坐卧、言谈语说、情志喜乐、衣着容止，乃至沐浴清洁、饮食服饵、斋戒禁忌等，大凡关乎摄生者，均逐月安排，甚至落实到日夜时辰上。所谓养生"月览"者，是一部养生的日历，是养生的功课表，亦是养生的时间安排表，使人睹其书即能时行则行，时止则止，敬受天时，遵令而为。这种安排固然清楚明白，一目了然，但难免琐细繁杂，使人无所适从。因此，阅读此书，应该明白周氏的初心无非是强调养生得道要落实到日常的具体行动上来。养生是日常的修持，应把养生和生活融合在一起，在日常生活中建立起养生的习惯。

2. 坚持长期实践

养生之事绝非一日之功，嵇康《养生论》所言"意速而事迟，望近而应远"勘破至物之妙。《养生月览》所安排的养生活动只是示其一隅而已，至于能否举一反三全在个人悟识。唐诗称"年年岁岁花相似，岁岁年年人不同"，时空流转之间，各人处境不一，意态有别，因而生活行为各有格局，日常摄生自然也就异彩纷呈，不必尽如《养生月览》所画出的条条框框，生搬硬套，削足适履。但有一点必须明白，养生之效"可以理知，难以目识"，只要勤于实践，持之以恒，年年如此，岁岁照行，自可达到一定的境界，"譬犹豫章生七年，然后可觉耳"。

叶明花　蒋力生

2020 年 10 月

整理说明

1. 版本选择 《养生月览》现存版本主要有 4 种：一是明成化十年（1474）钱塘谢颍刻本，附于《养生杂类》之后，此本收录于《四库存目丛书》第 119 册；二是明万历年间胡文焕编印的《格致丛书》本，题作"虎林胡氏文会堂校刻"；三是胡文焕编印的《寿养丛书》本，题款与《格致丛书》本同；四是清人精抄之《寿养丛书》本。

此次整理点评以明成化十年谢颍刻本为底本，以明万历二十年（1592）虎林胡氏文会堂刻本（简称文会堂刻本）为主校本，并以中医古籍出版社 1990 年影印清人精抄胡文焕《寿养丛书》本（简称胡本）为参校本。

2. 原书底本为繁体竖排，今改为简体横排，繁体字改为简化字；正文中夹有小字注时仍排为小字；原书行文格式中表行文前后位置之"右"字径改为"上"。

3. 校勘以对校、本校为主，辅以他校，慎重使用理校。凡底本有误者，从校本改后出注；文字互异者，遵从底本，出注说明。

凡底本因写刻时笔画小误所致的错别字径改不出注，非笔画小误所致的错别字改后出注说明。凡脱、衍、残、疑或避讳字，或补，或删，或改，或保留原字，均出注说明。

养生月览序 | ◉

予尝讲求养生之说，编次成集，谓之《月览》矣。惧其遐遗，于是复为《杂类》。收罗前书未尽之意，非固为谆复，盖欲览者之得其详也。昧者不审乎是。始见予之《月览》也，或患乎拘；嗣见予之《杂类》也，复虑乎杂。胡不思淘金于砂，然后丽水之实出焉，采玉于石，然后荆山之璞见焉。

弗始乎拘，乌乎达；弗由乎杂，乌乎一？予书之详也，盖指人以入道之序，若夫深造自得，左右逢原，则付诸悟理君子。夫何疑焉。

嘉定十五年岁次壬午迎富之日 榕庵周守忠书

卷　上

正月

正月一日子丑时，烧粪扫，令人仓库不虚。《月令图经》

元日子后丑前，吞赤小豆七粒，椒酒一合，吉。同上

正月旦鸡鸣时，把火遍照五果及桑树上下，则无虫。时年有桑果灾生虫者，凡日①照者必免灾。《四时纂要》

元日寅时，饮屠苏酒，自幼及长。《杂五行书》

正月旦及正月半，以麻子、赤豆二七颗置井中，辟瘟病，甚效。同上

元日平旦，吞盐豉七粒，终岁不于食中误吃蝇子。《吕公岁时杂记》

正月一日，烧术及饮术汤。同上

元日，服桃汤。桃者五行之精，厌伏邪气，制百鬼。《荆楚岁时记》

元日，缕悬苇炭②、桃棒门户上，却疬疫也。同上

元日日未出时，朱书百病符，悬户上。《月令图经》

正月一日未明，小儿不长者，以手攀东墙，勿令人知。或云于狗窦中，使人牵拽。《琐碎录》

元日，庭前爆竹，以辟山臊、恶鬼也。山臊在西方深山中，长尺余，性不畏人，犯之令人寒热病，畏爆竹声。《太平御览》

---

① 凡日：《四时纂要》作"元日"
② 苇炭：《荆楚岁时记》作"苇索"。

元日，造五辛盘，正元日五熏炼形。注曰：五辛所以发五脏气。《周处风土记》

正月一日，取五木煮汤以浴，令人至老须发黑。徐偕注云：道家谓青木香为五香，亦云五木。《杂修养书》

元日，进椒柏酒，椒是玉衡星精，服之令人身轻能音奈老；柏是仙药。又云进酒次第，当从小起，以年少者为先。崔寔《四民月令》

元日，造桃板着户，谓之仙木，像郁垒，山桃树，百鬼畏之。《玉烛宝典》

岁旦，服赤小豆二七粒，面东以齑汁下，即一年不疾病，家人悉令服之。《四时纂要》

元日，取小便洗腋气，大效。《琐碎录》

正月一日，取枸杞菜煮作汤沐浴，令人光泽，不病不老。《云笈七签》

正月一日，取鹊巢烧之，着于厕，能辟兵。《四时纂要》

岁旦日，埋败履于庭中，家出印绶。《墨子秘录》

正月朝早，将物去冢头，取古砖一口将咒要断，一年无时疫，悬安大门也。《本草》

【点评】大年初一为一岁首日，旧年往事不复论，重在辞旧迎新。以上列举了诸多渴求新年吉顺，保健养生的做法。除却一些经不起推敲的迷信成分，却也留有不少可取之处。总结有二：

一是却瘴毒，解肌表，轻身活体。吞服赤小豆、屠苏酒、椒柏酒之类以却瘴毒；食五辛（葱、蒜、韭菜、油菜、香菜）盘、盐豆豉、苍术以内发五脏，外解肌表。

二是书神符，置桃木，心有所安。门神鬼怪之说虽属无稽之谈，虔诚信仰之佑确能使人安心。心安而百事不忧，昼能顺事，夜能安寐，可保身心健康。此外，拜门神、贴对联、门头插桃枝等亦属我国传统风俗，应当予以保留与继承。

腊月，鼠向正旦朝所居处埋之，辟瘟疫。《梅师方》

昔有齐人欧明者，乘船过青草湖，忽遇风，晦暝而逢青草湖君，邀归止家堂宇，谓欧明曰："惟君所须富贵金玉等物，吾当与卿。"明未知所答，傍有一人私语明曰："君但求如愿，并胜余物。"明依其人语。湖君嘿嘿然，须臾便许，及出乃呼如愿，即是一少婢也。湖君语明曰："君领取至家，如要物，但就如愿，所须皆得。"明至家，数年遂大富，后至岁旦，如愿起晏，明鞭之，愿以头钻粪帚中，渐没失所，后明家渐渐贫。今人岁旦粪帚不出户，恐如愿在其中。《搜神记》

正月一日，取鹊巢烧灰撒门里，辟盗。《墨子秘录》

正月三日，买竹筒四枚，置家中四壁上，令田蚕万倍，钱财自来。《四时纂要》

正月四日，拔白，永不生，凌晨拔，神仙拔白日。他月仿此，拔白髭发也。同上

正月五日，取商陆根细切，以玄水渍之，三日，阴干，可治为末，服三寸匕。玄水服下，日三服。百日，伏尸尽下出如人状。醮埋之。祝曰："伏尸当属地，我当属天，无复相召。"即去，随故道无还顾。常先服之，禁一切血肉辛菜物。《云笈七签》

正月七日，上会日。可斋戒。《四时纂要》

正月七日，男吞赤豆七颗，女吞二七颗，竟年不病。《杂五行书》

人日夜，多鬼鸟过，人家捶床打户，拔狗耳，灭灯以禳之。《荆楚岁时记》

正月八日，沐浴去灾祸。神仙沐浴日。《四时纂要》

正月十日，人定时沐浴，令人齿坚。凡斋戒沐浴，皆当盥沐五香汤。其五香汤法：用兰香一斤，荆花一斤，零陵香一斤，青木香一斤，白檀一斤。凡五物切之，以水二斛五斗，煮取一斛二斗，以自洗浴也。此汤辟恶，除不祥气，降神灵，用之以沐，并治头风。《云笈七签》

【点评】上文提到的"五香汤"（兰香、荆花、零陵香、青木香、白檀香）不仅能芳香身体，还具有驱浊之功，亦可治疗头痛头风。

道仙家谓此五香均有解秽除瘴，招神纳灵的作用。《太丹隐书洞真玄经》有"青木华叶五节，五五相结，故辟恶气，检魂魄，制鬼烟，致灵迹"之说。茹素斋戒，肠腑清洁之后再以五香洗浴，肌表秽除而神灵可降。如此可以说是"内外通透"了。

厕前草，月初上寅日，烧中庭，令人一家不著天行。《四时纂要》

正月上寅日，捣女青末，三角缝囊盛系前帐中大吉。能辟瘟病。女青，草也。《肘后方》

正月十五日，残糕糜熬令焦，和谷种之，能辟虫也。《四时纂要》

正月十五日，作膏粥以祠门户。《玉烛宝典》

正月十五日，作豆糜，加油膋①其上以祠门户。《荆楚岁时记》

正月十五日，盗②灯盏，令人有子。夫妇共于富家局会所盗之，勿令人知，安卧床下，当月有娠。《本草》

正月望日，以柳枝插户上，随柳枝所指处祭之，致酒脯祭之。《齐谐记》云：吴县张成，夜于宅东见一妇人，曰我是地神，明日月半宜以糕糜、白粥祭我，令君家蚕桑万倍。后用③如言，今人谓之粘钱财。《岁时记》

上元日，可斋戒，诵《黄庭度人经》，令人资福寿。《四时纂要》

立春日，食生菜不可过多，取迎新之意，及进浆粥，以导和气。《千金月令》

上学之士，当以立春之日清朝，煮白芷、桃皮、青木香三种东向

---

① 膋(liáo 疗)：脂肪。
② 盗：原脱，据《四时纂要》补。
③ 用：胡本作"果"。

沐浴。《云笈七签》

立春日，鞭土牛。庶民争之。得牛肉者，其家宜蚕，亦云治病。《吕公岁时杂记》

后生于立春并社日食甇者，至纳妇拜门日，腰间有声如嚼甇然。皆以为戒。同上

打春时，春牛泥撒在檐下，蚰蜒不上。《琐碎录》

立春后有庚子日，温芜菁汁，合家大小并服，不限多少，可理时疫。《伤寒类要》

入春，宜晚脱绵衣，令人伤寒霍乱。《云笈七签》

正月之节，宜加绵袜以暖足。《千金月令》

【点评】上两条"入春宜晚脱棉衣"和"正月之节，宜加绵袜暖足"，旨在说明"春捂"的道理。

"春捂秋冻"是我国民间流传十分广泛的俗语，意思是春天阳气渐长，湖水即泮之时，应随气温的回升渐减衣物，以保温为准；秋天阴气渐盛，为求能适应之后的严寒，不宜过早添衣。《素问·四气调神大论》有"故阴阳四时者，万物之终始也，死生之本也，逆之则灾害生，从之则苛疾不起，是谓得道"。春捂是顺应四时规律的做法，可防病于未生。

而正月之初，正值寒冬，保暖也应有所侧重。正所谓"百病从寒起，寒从足下生"，保暖当重暖双足，宜加棉袜。

正月，宜进桑枝汤及造煎以备用。其桑枝汤方：取桑枝如箭竿大者细剉，以酥熬作汤。

又桑枝煎方：取桑枝大如箭竿者，细剉三升，熬令微黄，以水六升煎三升，去滓，以重汤煎取二升，下白蜜三合，黄明胶一两，炙作末，煎成，以不津器封贮之。同上

正月，韭始青可以食。凡韭不可以作羹食，损人。作甇佳，凡作

薤必以先削一所地，去上一寸土取韭不洗便投沸汤中，漉出，铺所削新土上良久，然后入水，淘择。同上

正月，不可释绵襦，宜食粥。凡粥有三等。一曰地黄，以补虚。取地黄四两，捣取汁，候粥半熟即下之，以绵裹椒一百粒、生姜一斤投粥中，候熟出之，下羊肾一具，去脂膜，细切如韭叶大，加少盐食。二曰防风，以去四肢风。取防风二大分，煮取汁作粥。三曰紫苏，以去拥气。取紫苏子，熬令黄香，以水研，滤取汁作粥。同上

【点评】上条再次提到春捂的同时，重点强调了"当食粥"，并结合正月风寒之气盛的特点，推荐了3种粥类的制作方法及其功用：①地黄椒姜羊肾粥，补血暖肾，发散郁表；②防风粥，祛风解表，除四肢邪风；③紫苏粥，解表散寒，行气宽中。

至于为何取"粥"剂，原因有二：一是粥为米之糜状，易于消化；二是粥可助药力。《伤寒论》桂枝汤证中就有饮粥以助他药解表发汗之力的记载："服已须臾，啜热稀粥一升余，以助药力，温覆令一时许，遍身絷絷微似有汗者益佳"。

正月，勿食虎豹狸肉，令人伤神损气。《千金方》

正月，不得食生葱，令人面上起游风。同上

正月，勿食梨。《梅师方》

正月，食鼠残，多为鼠瘘，小孔下血者是此病。《本草》

正月之节，食五辛以辟疠气，蒜、葱、韭、薤、姜也。《食医心镜》

正月雨水，夫妻各饮一杯，还房当获时有子，神效也。《本草》

正月，初婚忌空房，多招不祥，不可不谨，不得已，当以熏笼置床上襄之。《琐碎录》

正月甲子，拔白，晦日汲井花水服，令髭发不白。《四时纂要》

正月未日夜，芦苣火照井厕中，百鬼走。《荆楚岁时记》

正月寅日，烧白发，吉。《千金方》

正月二日，取章陆根三十斤，净先粗切，长二寸许，勿令中风也，绢囊尽盛，悬屋北六十日，阴燥为末，以方寸匕水服，旦先食服，十日见鬼，六十日使鬼取金银宝物，作屋舍随意所欲，八十日见千里，百日登风履云，久服成仙。《云笈七签》

春不可食肝，为肝王时，以死气入肝，伤魂也。《金匮要略方》

春服小续命汤五剂、诸补散各一剂，百病不生。《千金方》

春月饮酒茹葱，以通五脏。《庄子》

春三月，每朝梳头三百下，至夜欲卧须汤去声热盐汤一盆，从膝下洗至足方卧，以通泄风毒、脚气，勿令壅滞。《四时养生论》

春七十二日，省酸增甘，以养脾气。《千金方》

春间不可食鲫鱼头，其中有虫也。《琐碎录》

春三月，夜卧早起。此出《黄帝素问》。又按《云笈七签》曰：季春月宜卧起俱早。

赵先生曰：欲除尸虫之法，春月择甲乙夜视岁星所在，朝之再拜，正心窃祝曰：愿东方明星君，扶我魂，接我魄，使我寿如松柏，生年万岁生不落。愿为甲，除身中三尸、九虫，尽走消灭，常择洁静，频行之为善，此仁德乐生君木也，木克土，所以土尸去，妙诀，秘之。《云笈七签》

太虚真人曰：常以春甲寅日、夏丙午日、秋庚申日、冬壬子日，暝卧时先捣朱砂、雄黄、雌黄，三物等分细捣，以绵裹之使如枣大，临卧时塞两耳中。此消三尸、炼七魄之道也。明日日中时，以东流水沐浴毕，更整饰床席，易着衣物，浣故者，更履屐，先除澡之都毕，又扫洒于寝床下，通令所住一室，净洁平安。枕卧向上，闭气握固良久，微咒曰：天道有常，改易故新，上帝吉日，沐浴为真，三气消尸，朱黄安魂，宝炼七魄，与我相亲。此道是消炼尸秽之上法，改易真形之要诀也。四时各取一日为之。同上

春日宜脑足俱冻。同上。又按《千金月令》曰：正月之节，宜加绵袜以暖足。

凡卧，春欲得头向东，有所利益。_{同上}

二月

二月二日，取枸杞菜，煮作汤，沐浴，令人光泽，不病不老。《云笈七签》

二月二日，不欲眠。《千金月令》

昔巢氏时二月二乞得人子，归养之，家便大富。后以此日，出野田中采蓬茨，向门前以祭之，云迎富。《岁华纪丽》

二月六日、八日，宜沐浴斋戒，天佑其福。《云笈七签》

二月八日，拔白，神仙良日。《四时纂要》

二月八日，黄昏时沐浴，令人轻健。《云笈七签》

二月九日，忌食一切鱼鳖。同上

二月九日，勿食鱼，仙家大忌。《白云先生杂记》

二月十四日，忌远行，水陆并不可往。《云笈七签》

二月，勿食黄花菜及陈菹，发痼痰，动痼气。勿食大蒜，令人气壅，关膈不通。勿食蓼子及鸡子，滞人气。勿食小蒜，伤人志性。勿食兔肉，令人神魂不安。勿食狐貉肉，伤人神。同上

二月，肾脏气微，肝脏正王，宜净膈，去痰，宜泄皮肤，令得微汗，以散去冬温伏之气。同上

【点评】二月时节，冬末初春之际，冬气渐衰而春气渐盛，万物升发。人也应当顺应此时规律，通条内外，将体内冬温伏气发散出来。

《素问·六节藏象论》说："肾者主蛰……为阴中之少阴，通于冬气。肝者……此为阳中之少阳，通于春气。"二月肾气衰微，

肝气正旺，故发散体内冬温伏气应讲究顾护肾气，安抚肝气。又《景岳全书·杂证谟·痰饮》有："五脏之病，虽俱能生痰，然无不由脾肾……故痰之化无不在脾，而痰之本无不在肾。"故正确做法当是先净膈祛痰以强脾肾，是谓断内忧；再微微发汗，轻泄皮肤以导热外出，是谓除外患。如此方可安全地把体内冬温伏气宣导出来，通透全身。

二月，勿食梨。《梅师方》

二月，勿食蓼，伤肾。《白云先生杂记》

二月，勿食鸡子，令人常恶心。《千金方》

二月，宜食韭，大益人心。同上

二月，行途之间，勿饮阴地流泉，令人发疟瘴，又损脚，令软。《本草》

二月初，便须灸两脚三里、绝骨对穴各七壮，以泄毒气，至夏即无脚气冲心之疾。《四时养生论》

二月之节，不可食生冷。《千金月令》

二月中，不可吊丧、问疾，可衣夹衣。同上

每至二月吐痰，缘中年向后，泻多困惫，至于风劳、气冷，多起自痰涎。可取牛蒡子一合以上，羌活一两，同牛蒡子捣为末，入五更初，投新汲水一碗，打令匀，略起东向，服之便卧。良久，以撩胸膈，当吐，以盆盛之，勿令起坐。凡是壅滞痰涎出尽，至黄胆水，最妙盥漱讫，取蒸饼切，火上炙令黄，便吃之，仍煎姜蜜汤下，至老不染瘴疠，纵病亦不能害人。《颐生论》

【点评】上条专为中老年人推荐了一款却病强身方。人至中年身体便开始走下坡路。一来年事向后，泄多困惫；二来肾气渐衰，痰多作祟，百病丛生。针对中老年的情况，周氏推荐服牛蒡子、羌活制成的药后卧床催吐，令食杂、痰涎皆出，后再以姜蜜汤下蒸饼调理脾胃。

先不论药方功效如何，此法过于烦琐，且先吐后养非上上之法。但其法旨应当重视，即中老年养护当重视"治痰涎，护脾肾"。

二三月内，天晴日取薯蓣，洗去土，小刀子刮去黑皮后，又削去第二重白皮，约厚一分，已来于净纸上着筛中晒至夜，收于纸笼内，着微火养之，至来日晒以干为度，如未干，天色阴即火焙，便为干。薯药入丸散，用其第二重白皮，依前别晒，焙取为面，绝补益。《四时纂要》

二月，取百合根，曝干捣作面，细筛，绝益人。同上

二月上壬日，取土，泥蚕屋，宜蚕。同上

二月上丙日，沐发愈疾。南阳太守目盲，太原王景有沉疴，用之皆愈。同上

二月上辰日，取道中土，泥门户，辟官事。同上

二月上壬日，取土，泥屋四角，大宜蚕也。同上

二月乙酉日，日中北首卧，合阴阳，有子即贵也。《四时纂要》

桃、杏花，二月丁亥日收，阴干为末，戊子日和井花水服方寸匕，日三服，疗妇人无子，大验。同上

二月庚寅日，勿食鱼，大恶。《千金方》

惊蛰日，以石灰糁门限外，免虫蚁出。《琐碎录》

【点评】上条指出惊蛰日以石灰封门可避免家中虫蚁出现。

惊蛰属二十四节气之一。《月令七十二候集解》云："二月节……万物出乎震，震为雷，故曰惊蛰，是蛰虫惊而出走矣。"每至惊蛰，春雷始震，惊醒冬日蛰伏之虫，所以也是在提醒人们（特别是务农耕种的农民）当做好防虫、杀虫的准备了。

春分后，宜服神明散，其方用苍术、桔梗各二两，附子一两，炮

乌头四两，炮细辛一两。上捣筛为散，绛囊盛带之方寸匕，一人带一家无病。有染时气者，新汲水调方寸匕服之，取汗便差。《千金月令》

春秋二社，是日人家皆戒儿女凤兴以旧俗相传。苟为宴起，则社翁、社婆遗屎其面上，其后面黄者是其验也。《吕公岁时杂记》

社日，小学生以葱系竹竿上，于窗中托之，谓之开聪明。或加之以蒜，欲求能计算也。同上

社日，学生皆给假，幼女辍女工，云是日不废业，令人懵。同上

社日，饮酒治聋。同上

三月

三月一日，不得与女人同处，大忌之。《云笈七签》

三月三日，勿食百草。《外台秘要方》

三月三日，采艾为人以挂户，以备一岁之灸用。凡灸，避人神之所在。《千金月令》

三月三日，取桃花末收之，至七月七日取乌鸡血和涂面及身，三二日后光白如素，太平公主秘法。《四时纂要》

三月三日，收桃叶晒干，捣筛井花水服一钱。治心痛。同上

三月三日是神日，勿食诸鳞物。《百一歌》

三月三日乃上巳日，可以采艾及蔓菁花，疗黄病。《月令图经》

上巳日，取黍曲，和菜作羹，以压时气。《荆楚岁时记》

三月三日，取荠菜花，铺灶上及床席下，可辟虫蚁，极验。《琐碎录》

三月三日，收苦练花或叶于席荐下，可辟虱蚤。同上

三月三日，勿食鸟兽五脏，及一切果菜、五辛等物，大吉。《千金方》

三月三日，取桃叶，一云桃根，捣取汁七升，以大醋一升，同煎令得五六分，先食顿服之，隔宿无食，即尸虫俱下。《本草》

三月三日，勿食五脏肉，百草心。《云笈七签·金书仙诰戒》

三月三日，取枸杞菜煮作汤沐浴，令人光泽不病、不老。《云笈七签》

三月六日，申时洗头，令人利官，七日平旦浴①、日入时浴并招财。《四时纂要》

三月六日，日入时沐浴，令人无厄。《云笈七签》

三月十一日，老子拔白日。《真诰》

三月十三日，拔白，永不生。《四时纂要》

汉末有郭虞者，有三女。一女以三月上辰，一以上巳二日回，而三女产乳并亡。迄今时俗以为大忌。故于是月是日，妇女忌讳，不复止家，皆适东流水上就适远地祈祓，自洁濯也。《风土记》

三月十六日，忌远行，水陆俱不可往。《云笈七签》

三月二十七日，宜沐浴。同上

三月，宜食韭，大益人心，此出《千金方》，又按《云笈七签》曰：季春食韭发疾。

三月，勿食生蒌。《本草》

三月，勿食小蒜，伤人志性。《千金方》

三月中可服单衣。《千金月令》

三月，采桃花未开者，阴干百日，与赤檵等分捣和，腊月猪脂涂秃疮，神效。《四时纂要》

三月，食鸡子，终身昏乱。《白云先生杂记》

三月之节，宜饮松花酒，其法取糯米，淘百遍，以神曲和。凡米一斗用神曲五两。春月取松花精长五六寸者至一尺余鼠尾者，各三

---

① 浴：《四时纂要》作"及"，当从。

两，枝细到一升，蒸之。绢袋盛，以酒一升，浸取五日，堪服。一服三合，日三服，久服神仙。《千金月令》

三月，勿食脾，乃是季月土旺，在脾故也。《千金方》

三月，羊粪晒干，煅灰存性，和轻粉、麻油，可傅恶疮。一名百草霜。《琐碎录》

三月，勿食蛟龙肉及一切鱼肉，令人饮食不化，发宿病，伤人神气，恍惚。此出《千金方》。又按，《纂要》曰：三月庚寅日食鱼凶。

三月，入衡山之阴，取不见日月松脂炼而饵之，即不召而自来，服之百日耐寒暑，二百日五脏补益，服之五年，即见西王母。同上

三月，不得食陈菹，夏热病，发恶疮。《本草》

三月，采章陆，一名商陆，一名当陆，如人形者，神①逐阴之精，此神草也，杀伏尸②、去面皯黑、益智不忘，男女五劳七伤、妇人乳产余病、带下结赤白皆愈。上用曲十斤，米三斗，加天门冬成末一斗，酿酒渍章陆六日，便斋服。五日食减，二十日谷绝③肠肥，容气充茂，诸虫皆去，耳目聪明。斑痕④皆灭以月宿与鬼日，加丁时取商陆，服如枣，日三。道士常种此药草于静室之园，使人通神，令人不老，长生。去三虫，治百病，毒不能伤矣。《云笈七签》

春季月，食生葵，令饮食不消化，发宿疾。《食疗本草》

春季月末一十八日，省甘增咸，以养肾气。《千金方》

【点评】三月正值春季，通肾之冬气已过，肾气愈微，当养护肾气。此条要表达的主旨为春季当少食甘而多食咸以养肾气。

从五行生克的角度讲，甘味属土，咸味属水，而土克水，故

---

① 神：此字下《云笈七签》有"一名"二字。
② 杀伏尸：此上《云笈七签》有"去三虫"三字。
③ 绝：原脱，据《云笈七签》补。
④ 斑痕：原脱，据《云笈七签》补。

顾护肾气当少吃甘味，增加咸味。《素问·阴阳应象大论》云："北方生寒，寒生水，水生咸，咸生肾……甘胜咸。"

从阴阳的角度讲，《素问·阴阳应象大论》有"辛甘发散为阳，酸苦涌泄为阴"之论。为避虚虚实实之戒，也应适当省甘增咸。

季春月，阳炽阴伏，勿发泄大汗，以养脏气，勿食马肉，令人神魂不安；勿食獐鹿肉等，损气损志。《云笈七签》

季春月，肝脏气伏，心当向王，宜益肝补肾。是月火相水死，勿犯西北风。勿久处湿地，必招邪毒。勿大汗当风，勿露体星宿下，以招不祥之事。同上

【点评】上条告诫人们要益肝补肾，注意防止风寒湿邪入侵人体。

春为主风时节，又寒湿偏重，乍暖还寒，甚是调皮。风性善行，且风为百病之长，稍有不慎，易入侵人体，兼寒湿之邪致病。《素问·风论》云："故风者百病之长也，至其变化乃为他病也，无常方，然致有风气也。"故三月除益肝补肾之外，当时时注意勿犯西北寒风，勿久处湿地，勿大汗当风，勿露体星宿下，以避风寒湿邪。

世传妇人死于产褥者，其鬼唯于一百五日得自湔濯，故人家于寒食前一日皆畜水，是日不上井，以避之。《吕公岁时杂记》

寒食日，取黍穰，于月德上取土，脱墼一百二十口，安宅福德上，令人致福。《四时纂要》

寒食日，以细①袋盛面，挂当风处，中暑调水服。《琐碎录》

寒食日，水浸糯米，逐日换水至小满，漉出晒干，炒黄碾末。水

---

① 细：胡本作"纸"。

调，疗打扑伤损及诸疮肿。_{同上}

寒食一百五日，预采大蓼曝干，能治气痢。用时捣罗为末，食前粥米饮调下一钱，最效。_{同上}

清明前二日夜鸡鸣时，炊黍米熟，取釜汤遍洗井口瓮边地，则无马蚿，百虫不近井瓮，甚神验。《齐民要术》

清明日日未出时，采荠菜花枝，候干，夏日做挑灯杖，能祛蚊。荠菜亦名护生草，于清明日取花阴干，暑月置近灯烛，则能令蚊蛾不侵。《琐碎录》

清明日，熨斗内着火，炒枣子于卧帐内，上下令烟气出。令一人问：炒甚底？答曰：炒狗蚤。凡七问七答，狗蚤不生矣。_{同上}

四月

四月四日，昳时沐浴，令人无讼。《云笈七签》

四月七日，沐，令人大富。《四时纂要》

四月八日，不宜远行，宜安心静念，沐浴斋戒，必得福庆。《摄生月令》

四月八日，勿食百草。《外台秘要方》

四月八日，勿杀草伐树。《全书仙志戒》

四月八日，取枸杞菜，煮作汤沐浴，令人光泽，不病不老。《云笈七签》

四月九日，日没时浴，令人长命。《四时纂要》

四月十六日，拔白则①黑发。_{同上}

四月，食雉，令人气逆；食鳝鱼，害人。《白云先生杂记》

---

① 则：《四时纂要》作"生"，可参。

四月之节，宜服新衣，宜进温食，宜服暖药，宜食羊肾臛。造羊肾臛法：上以菟丝子一两，研，煮取汁，滤之，溲面切，煮服。以羊肾一具，切，炊作臛，服之。尤疗眼暗及赤痛。《千金月令》

四月之节，宜服附子汤。其方用附子一枚，炮，勿令焦，为末。分作三服，以生姜一片，用水一升，煎取五合，明早空腹服。同上

四月之节，宜食笋。以宽汤涌满①，先旋汤转，然后投笋于中，令其自转，不得搅，搅即破，候熟出之，如此则色青而软，软而不烂，可以食，和皮擘开，内粳米饭，细切羊肉，并土苏椒、咸豉汁、盐花等，却以面封之，文火烧，闻香即熟，去皮厚一寸截之，以进笋味，此最佳。同上

四月之节，可以饮椹酒，尤治风热之疾。可以造椹煎。其造椹煎法：用椹汁三斗，白蜜两合，酥一两，生姜汁一合，以重汤煮椹汁，取三升，入盐、苏等，煮令得所，于不津器中贮之。每服一合，和酒调服，理百种风疾。同上

四月为乾生气卯，死气酉。是月也，万物以成，天地化生，勿冒极热，勿大汗后当风，勿暴露星宿，皆成恶疾。《摄生月令》

四月，勿食鸡肉，勿食生薤。同上

四月，宜补肾助肺，调和胃气，无失其时。同上

四月，勿食葫，伤人神，损胆气，令人喘、悸、胁肋气急。《千金方》

四月，勿食暴鸡肉，作内疽，在胸腋下出漏孔。丈夫少阳，妇人绝孕，虚劳之气。同上

四月，不得入房，避阴阳，纯用事之月也。同上

四月，勿食蛇肉、鳝肉，损神害气。同上

四月，勿食生蒜，伤人神，损胆气。《食医心镜》

---

① 满：胡本作"沸"。

孟夏，夜卧早起，思无怒，勿泄大汗。《云笈七签》

凡卧，夏欲得头向东，有所利益。同上

夏不用枕冷物、铁石等，令人眼暗。同上

夏月不得大醉。《四时养生论》

夏三月，每朝空心吃少葱头酒，令血气通畅。同上

风毒脚气，因肾虚而得，人生命门属在于肾，夏月肾气衰绝，若房色过度，即伤元气而损寿。亦不宜多服疏药。同上

夏三月，宜用五枝汤澡浴，浴讫，以香粉傅身，能祛瘴毒，疏风气，滋血脉。其五枝汤方：用桑枝、槐枝、楮枝、柳枝、桃枝各一握，麻叶二斤，上前①六味以水一石，煎至八斗许，去滓温浴，一日一次。其傅身香粉方：粟米一斤作粉，如无粟米粉，以葛粉代之②得，青木香、麻黄根、附子炮裂，甘松、藿香、零陵香、牡蛎，已上各二两。上件八味，杵罗为末，以生绢作袋盛之，浴毕傅身。同上

夏七十二日，省苦增辛，以养肺气。《千金方》

夏月，宜食苦荬以益心。《琐碎录》

夏三月，夜卧早起，无厌于日，使志无怒。《黄帝素问》

夏不可食诸心。《金匮要略方》

【点评】四月，值春夏交接之际，气候越加温暖，本月养生较为注重饮食方面的调养，强调补肾助肺调胃气。

如食羊肾、菟丝子、椹酒、椹煎、附子汤之类以补肾，食笋可清肺化痰、益气和胃。五味方面要省苦增辛（另有一说多食苦菜以益心），增食辛味以利肺金，金水相生，又可益肾。

---

① 前：胡本作"件"。
② 之：此下胡本有"亦"字。

五月

五月一日，日中时沐浴，令人身光。此出《云笈七签》，又按《荆楚岁时记》曰：五月一日沐浴令人吉利。

五月一日，取枸杞菜煮作汤沐浴，令人光泽，不病不老。《云笈七签》

冢上土及砖石，主瘟疫。五月一日取之，瓦器中盛，埋之着门外阶下，合家不患时气。《本草》

五月五日，采索五色桃印为门户饰，以止恶气。《续汉言①礼仪志》

五月五日，取蟾蜍，可合恶疽疮。取东行蝼蛄，治妇难产。《崔实四民月令》

五月五日，蓄采众药，以蠲除毒气。《太平御览》

五月五日，荆楚人将艾以为人，悬门户上，以禳毒气。《荆楚岁时记》

五月五日，以五彩丝系臂者，辟兵及鬼，令人不病温。《风俗通》

五月五日未明②时，采艾见似人处，揽而收之，用灸有验。《荆楚岁时记》

五月五日午时，采艾③，治百病。《四时纂要》

五月五日，取浮萍，阴干烧烟，去蚊子。《千金月令》

五月五日午时，采百药心相和，捣凿桑树心作孔，内药于其中，以泥封之，满百日开取，暴干捣作末，以傅金疮。同上

五月五日，粽子等勿多食，食讫以菖蒲酒投之。取菖蒲根节促者

---

① 言：胡本作"书"。
② 未明：《荆楚岁时记》作"鸡未鸣"。
③ 艾：此字下《四时纂要》有"收之"二字。

七茎，各长一寸，渍酒中服之，治伤损。_{同上}

　　五月五日午时，聚先所蓄时药烧之，辟疫气，或止烧术。《吕公岁时杂记》

　　五月五日正午时，于韭畔面东不语，蚯蚓粪干而收之。或为鱼刺所鲠，以少许擦咽外，刺即消，谓之六一泥。_{同上}

　　五月五日，眚者以红绢或开花①凡红赤之物以拭目而弃之，云得之者代受其病。_{同上}

　　五月五日，取青蒿捣石灰，至午时丸作饼子，收蓄。凡金刃所伤者，错末傅之。_{同上}

　　五月五日午时，宜合疟疾鬼哭丹。先以好砒半两。细碎安放铁铫内，以寒水石一两为末，围定，然后以瓷碗盖，却湿纸封碗缝，炭火熬烟出，熏纸黄色即止，取出以纸衬放地上，出火气毒。良久细研为末，入龙脑、麝香各少许，研匀后，以蒸饼水泡为丸，如梧桐子大，朱砂为衣，每服一丸。发日早晨，于功德堂香烟上度过，面北方，井花水吞下。忌热食、鱼、面、生果十数日，永瘥。此药合时，忌妇人、僧、尼、鸡、犬及孝服人见。如女人有疾，可令男子拈入口内，服之立效，药不吐泻。《四时养生论》

　　五月五日，用熨斗烧一枣，置床下，辟狗蚤。《琐碎录》

　　五月五日，作赤灵符，着心前，禁辟五兵。《抱朴子》

　　五月五日午时，以朱砂写"茶"字倒贴之，蛇蝎不敢近。《琐碎录》

　　五月五日五更，使一人堂中向空扇，一人问云："扇甚？"底答曰："扇蚊子。"凡七问乃已，则无蚊虫。_{同上}

　　五月五日午时，写"白"字倒贴于柱上四处，则无蝇子。_{同上}

　　五月五日午时，望太阳，将水咒曰："天上金鸡吃蚊子脑髓，灯心上吸太阳气。"念咒七次，遇夜将灯心点照，辟去蚊子。_{同上}

---

　　① 开花：胡本作"榴花"。

五月五日，取鳖爪着衣领中，令人不忘。同上

五月五日，莴苣成片，放橱柜内，辟虫蛀衣帛等物，收莴苣叶亦得。同上

五月五日，取腊水洒屋下，辟蚊蝇。同上

五月五日，以葵子微炒，捣罗为末，患淋疾者，每食前以温酒调下一钱，最验。同上

五月五日，取鲤鱼枕骨烧服，止久痢。《千金方》

五月五日，勿以鲤鱼子共猪肝食，必不消化，成恶疾。同上

五月五日，鳖子共鲐鱼子食之，作瘅黄。同上

五月五日，取露草一百种，阴干烧为灰，和井花水重炼，令酽醋为饼，腋下挟之，干即易，主腋气臭，当抽一身间疮出，即以小便洗之。《本草》

五月五日日中时，取葛根为屑。疗金疮、断血，亦疗疟。同上

五月五日，取猪齿，治小儿惊痫，烧灰服，并治蛇咬。同上

五月五日，取蝙蝠倒悬者晒干，和桂、薰陆香为末，烧之，蚊子去。同上

五月五日，取东向桃枝，日未出时作三寸木人，着衣带中，令人不忘。《千金翼方》

五月五日，采苋菜，和马齿苋为末，等分，调与妊娠服之，易产。《食疗本草》

五月五日，勿见血物。《云笈七签》

五月五日午时，桃仁一百个，去皮、尖，于乳钵中细研成膏，不得犯生水，候成膏，入黄丹三钱，丸如梧桐子大，每服三丸，当疟发日，面北用温酒吞下，如不饮酒，井花水亦得。合时忌鸡、犬、妇人见。《本草》

端午日午时或岁除夜，收猪心血同黄丹、乳香相和，研为丸，如鸡头大，以红绢袋盛，挂于门上，如有子死腹中者，冷酒磨下一丸。

《博济方》

端午日，取白矾一块，自早日晒至晚收之。凡百虫所啮，以此末傅之。《琐碎录》

五月五日，以兰汤沐浴。《大戴礼》

五月五日，取蚕蛾为末，津调涂刺头上，刺良久即出。本法用晚蚕蛾，盖将臀倒点湿茧子头，出者生收，用竹筒两头有节者，于一头锥穿，放入蛾，塞之，令自在干死。遇有竹木等刺肉内，不能出者，取少许为末，点刺上即出。《广惠方》

五月五日，取百草头，细剉晒干，用纸裹收之。要用取一撮，以白纸封角，勿令病人问，以绛帛系药，先以眼案臂，面北系裹臁药，下以当三钱，共系之，男左臂，女右臂。治一切疟疾，极有验。《千金方》

五月五日，取蒜一片，去皮，中破之，刀割令容巴豆一枚，去心、皮，内蒜中，令合以竹挟，以火炙之，取可热捣为三圆。遇患疟者，未发前服一圆，不止，复与一圆。《肘后方》

五月五日及夏至日，取日未出时，面东汲井花水一盏，作三漱门阃中，如此四十日，即口臭永除矣。《墨子秘录》

五月五日，取萤虫研汁，虹撚发，白即黑矣。① 同上

五月五日，勿食一切菜，发百病。《琐碎录》，又出《千金方》

端午日午时，书"仪方"二字倒贴于柱脚上，能辟蚊虫。《琐碎录》

端午，收蜀葵赤白者，各挂阴干。治妇人赤白带下，赤者治赤，白者治白，为末，酒服之。《四时纂要》

端午日，采桑上木耳白如鱼鳞者，有患喉闭者，捣碎绵裹如弹丸②，蜜浸含之，便差。同上

端午日日未出时，采百草头，唯药苗多即尤佳，不限多少，捣取

① 此条胡本作"五月五日，取萤火虫二七枚，撚发，自黑矣。"
② 丸：《四时纂要》作"丸大"。

浓汁，又取石灰三五升，取草汁相和，捣脱作饼子，曝干，治一切金①疮，血立止。兼治小儿恶疮。同上

端午日，取葵子烧作灰，收之。有患石淋②者，水调方寸③服之，立愈。同上

独头蒜五颗，黄丹一两，午月④午日午时中，捣蒜如泥，调黄丹为丸，丸如鸡头子大，晒干。患心痛，醋磨一丸服之。同上

端午日午时，不可取井花水沐浴，一年疫气不去。《琐碎录》

端午日午时有雨，将天雨水研朱砂，于好纸上书"龙"字，如小钱大。次年端午日午时有雨，用黑笔亦书"龙"字，如前字大，二字合之，搓成小圆。临产用乳香煎汤吞下，男左女右，握手。本日午时无雨，则前字不可用矣。同上

蘩蒌，一名鸡肠草，主积聚疮痔不愈者，五月五日日中采之，干烧作焦灰。《千金方》⑤

小蒜，五月五日采，暴干。叶⑥主心烦闷，解诸毒，小儿丹疹。同上

五月二十日，宜拔白。《四时纂要》⑦

五月，君子斋戒，节嗜欲，适寒温。五月五日、六日、十六日别寝。犯之，三年致大病。同上⑧

五月五日、六日、七日、十五日、十六日、十七日、二十五日、二十六日、二十七日九毒，忌房事，犯之不过三年。《琐碎录》

---

① 金：《四时纂要》作"金刃伤"。
② 石淋：《四时纂要》作"砂石淋"。
③ 方寸：《四时纂要》作"方寸匕"。
④ 午月：《四时纂要》无此二字。
⑤ 《千金方》：原脱，据胡本补。
⑥ 叶：原作"疹"，据胡本改。
⑦ 《四时纂要》：原脱，据胡本补。
⑧ 同上：原脱，据胡本补。

五月俗称恶月，俗多六斋放生，案月令仲夏阴阳交，死生分，君子斋戒，止声色，节嗜欲也。《董勋问礼俗》

五月，勿食韭，令人乏气力。此出《金匮要略方》。又《白云先生杂忌》云：损人目①。

俗忌五月上屋，害人。五月脱精神，如上屋，即自见其形，魂魄则不安矣。《酉阳杂俎》

俗忌五月曝床荐席，按《说苑》云：新野庾寔，尝以五月曝席，忽见一小儿死在席上，俄②失之。其后寔子遂亡。《太平御③览》

五月，宜服五味子汤。其方取五味子一大合，以木杵臼捣之，置小瓷瓶中，以百沸汤点，入少蜜，即密封头，置火边良久，乃堪服。《千金月令》

五月，勿食肥浓，勿食煮饼，伏阴在内。可食温暖之味。《月令图经》

五月，勿食獐肉，伤人神气。《千金方》

五④月，勿食马肉，伤人神气。同上

五月，勿饮泽中停水，令人患鳖瘕病也。《本草》

五月戊辰日，用猪头祭灶，令人百事通泰。《墨子秘录》

五月，勿食鹿，伤神。《本草》

五月，食未成核果，令人发痈节及寒热。同上

仲夏，勿大汗当风，勿暴露星宿，皆成恶疾，勿食鸡肉，生痈、疽、漏疮；勿食鳝、蛇等肉，食则令人折算寿，神气不安。《云笈七签》

夏至，浚井改水可去温病。《续汉书礼仪志》

夏至，着五彩，辟兵。题曰：游光厉鬼，知其名者无温疾。《风俗通》

---

① 损人目：原脱，据胡本补。
② 俄：此下《荆楚岁时记》有"而"字。
③ 御：原作"易"，据胡本改。按《太平御览》，"《说苑》"当作"《异苑》"。
④ 五：原作"十"，据胡本改。

京辅旧俗，皆谓夏至日食百家饭则耐夏。然百家饭难集，相会于姓柏人家，求饭以当之。《吕公岁时杂记》

夏至一阴生，皆服饵硫黄，以折阴气。同上。今服金液丹也。

夏至日，采映日果，即无花果也，治咽喉。同上

夏至后迄秋分，勿食肥腻饼臛之属，此与酒浆果瓜相妨，入秋节变生多诸暴下①。《云笈七签》

【点评】五月初夏，经历过了梅雨滋润的大地孕育出了万物，也包括不可计数的微生物、蛇虫鼠蚁、蚊蝇跳蚤之类。故五月又称"毒月"，当以谨防瘴气疟疾和蚊虫叮咬为重点。

本节列举了多种防疟截疟、防虫疗疮的方药，以及几种常见病症如淋证、赤白带下、心痛、恶疮、喉痹、痔疮、口臭、腋臭等的防治手段。

六月

六月一日，沐，令人去疾禳灾。《四时纂要》

六月六日，沐浴斋戒，绝其营俗。此出《云笈七签》。又按，《琐碎录》云：六月六日忌沐浴，俗云令人胡臭。

六月六日，勿起土。《金书仙志戒》

六月七日、八日、二十一日浴，令人去疾禳灾②。《四时纂要》

六月十九日，拔白，永不生。同上

---

① 下：原脱，据胡本补。
② 去疾禳灾：《四时纂要》作"去病除灾"。

六月二十四日，老子拔白日。《真诰》

六月二十四日，忌远行，水陆俱不可往。《云笈七签》

六月二十七日，食时沐浴，令人轻健。同上

六月二十七日，取枸杞菜，煮作汤沐浴，令人光泽，不病不老。同上

六月，可以饮乌梅浆，止渴。其造梅浆法：用乌梅并取核中仁，碎之，以少蜜内，熟汤调之。《千金月令》

六月，可以饮木瓜浆。其造木瓜浆法：用木瓜削去皮，细切，以汤淋之，加少姜汁，沉之井中，冷以进之。同上

六月，勿食泽水，令人病鳖瘕。《四时纂要》

六月，食韭，目昏。《千金方》

六月，勿食脾，乃是季月，土旺在脾故也。同上

六月，勿食茱萸，伤神气。同上

六月，勿食羊肉，伤人神气。同上

六月，勿食鹜肉，伤人神气。同上

六月，勿食雁肉，伤人神气。同上

季夏，增咸减甘，以资肾脏，是月肾脏气微，脾脏绝王，宜减肥浓之物，宜助肾气，益固筋骨，切慎贼邪之气，勿沐浴后当风，勿专用冷水浸手足，慎东来邪风，犯之令人手瘫缓，体重气短，四肢无力。《云笈七签》

季夏，勿食羊血，损人神魂，少志健忘。勿食生葵，必成水癖。同上

夏季月末一十八日，省甘增咸，以养肾气。《千金方》

夏季月，食露葵者，犬噬终身不瘥。《四时纂要》

夏季之月土王时，勿食生葵菜，令人饮食不消化，发宿病。《千金方》

暑月，不可露卧。《琐碎录》

暑月，极热，扇手心，则五体俱凉。同上

造酱于三伏内，黄道日浸豆，黄道日蒸拌黄，忌妇人见，即无蜗虫。同上

六月伏日并作汤饼，名为辟恶①。《荆楚岁时记》

伏日，切不可迎妇，妇死已不还家。《四时纂要》

三伏日，宜服肾沥汤，治丈夫虚羸，五劳七伤，风湿，肾脏虚竭，耳聋目暗。其方用：

干地黄六分　黄芪六分　白茯苓六分　五味子四两　羚羊角屑四两　桑螵蛸四两，破②，炙　地骨皮四两　桂心四两　麦门冬去心，五分　防风五分　磁石十二分③，碎如棋子，洗至十数遍，令黑汁尽　白羊肾一具，猪亦得，去脂膜如柳叶，切

上以水四大升，先煮肾，耗水升半许，即去水上肥沫等，去肾滓，取肾汁煎诸药。取火大合，绞去滓澄清，分为三服，三伏日各服一剂，极补虚。复治丈夫百病，药亦可以随人加减。忌大蒜、生葱、冷陈滑物，平旦空心服之。此出《四时纂要》。又按，《千金方》云：夏大热则服肾沥汤三剂，百病不生。

【点评】此节介绍了一种治疗男子肾虚羸弱的方法。

三伏为一年中最闷热、潮湿的一段时期。按"干支纪日法"计算，以夏至以后第3个庚日为初伏，第4个庚日为中伏，立秋后第1个庚日为末伏，合起来称为"三伏"，约30天。

在这段时间治疗男子肾虚，实为"冬病夏治"之法。《素问·四气调神大论》亦有"所以圣人春夏养阳，秋冬养阴，以从其根，故与万物沉浮于生长之门"之论。

---

① 恶：此下《荆楚岁时记》有"饼"字。
② 破：胡本作"微"，连下读。
③ 十二分：《四时纂要》作"三两"。

七月

七月七日，勿念恶事，仙家大忌。《白云先生杂忌》

七月七日，取麻勃一升、人参半升，合蒸，气尽，令遍服一刀圭，令人知未然之事。《四时纂要》

七月七日，取商陆根细切，以玄水渍之三日，阴干，可治为末，服方寸匕，以水服下，日三服。百日伏尸尽下，出如人状，醮埋之，祝曰：伏尸当属地，我当属天，无复相召即去，随故道无还顾，常先服之，禁一切血、肉、辛菜物。《云笈七签》

七月七日，取菖蒲，酒服三方寸匕，饮酒不醉，好事者服之获验。不可犯铁，若犯之令人吐逆。《千金方》

七月七日，采松子，过时即落不可得，治服方寸匕，日三四，一云一服三合。百日身轻，二百日行五百里，绝谷服，升仙。得饮水，亦可和脂服之，丸如梧桐子大，服十丸。同上

七月七日午时，取生瓜叶七枚，直入北堂，面向南立，以拭面，黡即当灭矣。《淮南子》

七月七日，取乌鸡血，和三月三日桃花末，涂面及遍身，二三日肌白如玉。《太平御览》

【点评】上条介绍了一个美白方：乌鸡血和三月三桃花末涂面

及全身。

乌鸡是中国特有的药用珍禽，为妇科常用温经补虚药，《本草纲目》有"乌骨鸡，味甘，补虚，膳食最佳"的记载。现代研究表明乌鸡的血清总蛋白和球蛋白含量均明显高于普通鸡。乌鸡血具有一定的美容养颜功效，配合三月桃花末活血化瘀，祛除暗沉，可令肌肤美白如玉。

七月七日，采守宫阴干，合以井花水，和涂女身有文章，如以丹涂之，涂不去者不淫，去者有奸。此出《淮南万毕术》。又按，《博物志》曰：螺蜓以器养之，食以朱砂，体尽赤，所食满七斤，捣万杵，以点女人支体，终身不灭，故号曰守宫。又按，《万毕术》曰：守宫饰女臂，有文章。取守宫新合阴阳已，牝牡各一，藏之瓮中，阴百日以饰女臂则生文章，与男子合阴阳，辄灭去。

【点评】守宫，《本草纲目》称壁虎或变色龙，是一种祛风活络药。用壁虎制作的"守宫砂"来判断未婚女子贞洁是缺乏严谨科学依据的。

七月七日，其夜洒扫于庭，露施几筵，设酒脯时果，散香粉于筵上，以祈牵牛织女。见大①汉中有奕奕白气，有光耀五色，以此为征应。见者便拜而愿乞富，乞寿，无子乞子，惟得乞一，不得兼求。二年乃得言之，颇有受其祚者。《风土记》

七月七日，取赤小豆，男吞一七粒，女吞一七粒，令人毕岁无病。《韦氏月录》

七月七日，晒曝革裘，无虫。同上

七月七日，取蜘蛛网一枚，着衣领中，令人不忘。此出《四时纂要》。又按《墨子秘录》云：七夕日取蜘蛛，阴干，内衣领中，令人不忘记事多。

七月七日，取苦瓠瓢白，绞取汁一合，以酢一升，古钱七文，和

---

① 大：胡本作"天"，当从。

渍，微火煎之减半，以沫内眼眦中，治眼暗。《千金方》

七夕日，取乌鸡血点涂手面，三日烂白如玉。傅身亦三日，以温汤浴之。《墨子秘录》

七夕日，取露蜂蛹子百枚，阴百日令干，碾末，用蜜和涂之，可除黯黠。同上

七夕日，取萤火虫二七枚，捻发自黑矣。同上

七夕日，取百合根熟捣，用新瓦器盛，密封，挂于门上，挂阴干百日，拔白发，用药搽之即生黑发矣。同上

七夕日，取萤火虫、虾蟆、端午日鼠胆、伏翼和，服半寸匕，三七日见鬼，可与语，指伏宝矣。同上

七夕日，取赤腹蜘蛛于屋下，阴百日干，取涂足，可行水上矣。同上

七月十一日，取枸杞菜煮作汤沐浴，令人光泽，不病不老。《云笈七签》

七月十五日中元日，可行道建斋，修身谢过。《正一修真旨要》

七月十五日，取佛座下土，着脐中，令人多智也。《四时纂要》

七月十五日，收赤浮萍，用笪箕盛故①，桶盛水，晒干为末。遇冬雪，寒水调三钱服，又用汉椒末抹浮萍擦身上，则热不畏寒。诗云：不傍江津不傍岸，用时须用七月半，冷水里面下三钱，假饶铁人也出汗。《琐碎录》

当以七月十六日，去手足爪②，烧作灰服之，即自灭消九虫，下三尸。《云笈七签》

七月二十二日，沐，令发不白。《四时纂要》

七月二十五日，浴，令人长寿。同上

七月二十五日早食时沐浴，令人进道。《云笈七签》

七月二十八日，拔白，终身不白。《四时纂要》

---

① 故：胡本作"放"。
② 爪：《云笈七签》作"爪甲"。

七月五日，取富家中庭土①泥灶，令人富，勿令人知。此出《本草》。又按，《墨子秘录》云：七月内取富家田中土涂灶，大富也。

七月，食莼，上有蠋虫，害人。《白云先生杂记》

七月，食薤，损目。同上

七月，收角蒿，置毡褥、书籍中，辟蛀虫。《四时纂要》

七月之节，宜出衣服、图书以暴之。《千金月令》

七月，勿食獐芰②，作蛲虫。《千金方》

七月，勿食茱萸，伤神气。同上

七月，勿食生蜜，令人暴下发霍乱。同上

七月，勿食菱肉③，动气。《本草》

七月，勿食雁，伤神。《孙真人食忌》

立秋日人未动时，汲井花水，长幼皆呷之。《吕公岁时杂记》

立秋日，以秋水下赤小豆，云止赤白痢。同上

立秋太阳未升，采楸叶，熬为膏，傅疮疡立愈，谓之楸叶膏。《琐碎录》

立秋日，不可浴，令人皮肤粗燥，因生白屑。同上

立秋后五日，瓜不可食。《千金月令》

入秋，小腹多冷者，用古砖煮汁服之，主哕气，又令患处熨之三五度，差。《本草》

七月中，暑气将伏，宜以稍冷为理，宜食竹叶粥。其竹叶粥法：取淡竹叶一握，栀子两枚切，熬以水煎，澄取渍，即细淅粳米，研取泔，下米于竹叶栀子汁中，旋点泔煮之，候熟下盐花，进之。《千金月令》

秋服黄芪等丸一两剂，则百病不生。《千金方》

---

① 土：原作"上"，据胡本改。
② 獐芰：胡本作"菠芰"。
③ 菱肉：胡本作"獐肉"。

秋不可食诸肺。《金匮要略方》

立秋后，宜服张仲景八味地黄圆，治男子虚羸，百疾众所不疗者。久服轻身不老，加以摄养则成地仙。其方用：

干地黄_{半斤}　干薯药_{四两}　白茯苓_{二两}　牡丹皮_{二两}　泽泻_{二两}　附子_{炮，二两}　肉桂_{一两}　山茱萸_{四两}

汤炮五遍捣筛，蜜为圆如梧桐子大，每日空腹酒下二十圆。如稍觉热，即大黄圆一服通轻①，尤妙。此出《四时纂要》。又按，《养生论》内一味用熟干地黄。

秋三月，早卧早起，与鸡俱兴。《黄帝素问》

秋七十二日，省辛增酸，以养肝气。《千金方》

秋日宜足脑俱冻。《云笈七签》

凡卧，秋欲得头向西，有所利益。同上

秋初夏末，热气酷甚，不可于中庭脱露身背，受风取凉。五脏俞穴并会于背，或令人扇风，或擅露手足，此中风之源。若初染诸疾，便宜服八味圆，大能补理腑脏，驱御邪气。仍忌三白，恐冲克药性。

出《四时养生论》，其八味圆方已具在前，唯前方用干地黄，此方用熟干地黄。

八月

八月一日已后即微火暖足，勿令下冷无生意。《千金方》

【点评】上条提出八月一日以后宜注意双足保暖的养生观念。

农历八月，初秋之际，阳气微降，阴气微升，阴凉之气逐渐强盛。此时若不注意及时防护保暖双足，秋凉之气易从双足潜进

---

① 轻：《四时纂要》作"转"。

体内，至冬为患。俗语有"寒从足下起"，故应从八月一日就开始注意足部保暖。这是一种很好的未病先防，治未病的方法。

弘农邓绍八月朝入华山，见一童子以五色囊承取柏叶下露，露皆如珠子，亦云赤松先生，取以明目。今八月朝作眼明囊也。《续齐谐记》

八月三日，宜浴。《四时纂要》

八月四日，勿市附足物，仙家大忌。同上

八月七日，沐，令人聪明。同上

八月八日，以枸杞菜煮作汤沐浴，令人光泽，不病不老。《云笈七签》

八月八日，不宜眠。《千金月令》

八月十日，四民并以朱点小儿头，名为天灸，以厌疾也。《荆楚岁时记》

八月十九日，拔白，永不生。《四时纂要》

八月二十二日，日出时沐浴，令人无非祸。《云笈七签》

八月二十日，宜浴。《四时纂要》

八月辰日，施钱一文，日倍还富贵。《墨子秘录》

八月，可食韭，并可食露葵。《千金月令》

八月，勿食生蒜，伤人神，损胆气。《食医心镜》①

八月，勿食葫，伤人神，损胆气，令人喘悸，胁肋气急。《千金方》

八月，勿食姜，伤人神，损寿。同上

八月，勿食猪肺及饴，和食之，至冬发疽。同上

八月，勿食鸡肉，伤人神气。同上

八月，勿食雉肉，损人神气。同上。又云：八月建酉日，食雉肉令人短气。

八月，食獐肉，动气。《本草》

八月，勿食芹菜，恐病蛟龙症，发则似癫，面色青黄，小腹胀。同上

---

① 《食医心镜》：原脱，据胡本补。

八月，行途之间勿饮阴地流泉，令人发疟瘴，又损脚令软。_{同上}

仲秋，宜增酸减辛，以养肝气，无令极干，令人壅。_{《云笈七签》}

八月，勿食生蜜，多作霍乱。_{同上}

八月，勿食生果子，令人多疮。_{同上}

仲秋，肝脏少气，肺脏独王，宜助肝气，补筋养脾胃。_{同上}

八月，起居以时，勿犯贼邪之风，勿增肥腥，令人霍乱。_{同上}

八月，勿食鸡子，伤神。_{《四时纂要》}

八月，宜合三勒浆，非此月则不佳矣。其法用诃梨勒、毗梨勒、庵摩勒，以上并和核用，各三两。捣如麻豆大，用细①白蜜一斗，以新汲水二斗熟调，投干净五斗瓷瓮中，即下三勒末，熟搅②，数重纸密封，三四日开，更搅。以干净绵拭去汗，候发定即止，但密封。此月一日，合满三十日即成。味至甘美，饮之醉人，消食下气。_{同上}

八月，阴气始盛，冷疾者宜以防之。_{《千金月令》}

八月，采楮实，水浸去皮瓤，取中子，日干。仙方单服其实，正赤时，取中子阴干筛末，水服二钱匕，益久乃佳。_{《本草图经》}

八月前，每个蟹腹内有稻谷一颗，用输海神。待输芒后过八月方食，未经霜有毒。_{《食疗本草》}

秋分之日，不可杀生，不可以行刑罚，不可以处房帷，不可吊丧问疾，不可以大醉，君子必斋戒，静专以自检。_{《千金月令》}

九月

九月九日，采菊花与茯苓、松柏脂丸服，令人不老。_{《太清诸草木方》}

---

① 用细：《四时纂要》作"不用细"。

② 熟搅：《四时纂要》作"熟搅和匀"。

九月九日，俗以茱萸插房头，言辟恶气而御初寒。《周处风土记》

九月九日，佩茱萸，食饵，饮菊花酒，令人长寿。《西京杂记》

九月九日，以菊花酿酒，其香且治头风。《吕公岁时杂记》

九月九日，天欲明时，以片糕搭儿头上，乳保祝祷云：如此云百事皆高也。同上

九月九日，收枸杞浸酒饮，不老，亦不发白，兼去一切风。《四时纂要》

九月九日，菊花暴干，取家糯米一斗蒸熟，用五两菊花末溲拌，如常酝法，多用细面曲为，候酒熟即压之去滓，每一暖小盏服，治头风头旋。《圣惠方》

【点评】上诸条提及九月九日服菊花以补肝肾、祛风邪的做法。

农历九月九为我国传统节日重阳节，又称登高节、菊花节。因九月为菊花盛开时节，所产菊花功效绝佳，故多用以防治疾病。

《本草纲目》记载菊花治诸风头眩肿痛，目欲脱，久服利气血，轻身耐老延年，主肝气不足。故于此菊花佳节服食菊花，既可防治头风头眩，又可补肝益肾，耐老延年。

九月九日，真菊花末饮服方寸匕，治酒醉不醒。《外台秘要方》

九月九日，勿起床席。《金书仙志戒》

九月十六日，老子拔白日。《真诰》

九月十八日，忌远行，不达其所。《云笈七签》

九月二十日，宜斋戒，沐浴，净念，必得吉事，天佑人福。同上

九月二十日，鸡三唱时沐浴，令人辟兵。同上

九月二十一日，取枸杞菜煮作汤沐浴，令人光泽，不病不老。同上

九月二十八日，宜浴。《四时纂要》

九月之节，始服夹衣，阴气既衰，阳气未伏，可以饵补修之药。《千金月令》

九月中，宜进地黄汤。其法：取地黄净洗，以竹刀子薄切，暴干，每作汤时，先微火熬碾为末，煎如茶法。同上

九月，食姜，损目。此出《千金方》。又曰：九月勿食姜，伤人神，损寿。

九月，勿食脾，乃是季月，土旺在脾故也。同上

九月，勿食犬肉，伤人神气。同上

九月，食霜下瓜，血必冬发。此出《本草》，又孙真人云：食霜下瓜，或反胃病。

九月，食獐肉，动气。同上

州县城及人家，九月内于戌地开坎深三尺以上，埋炭五斤，或五十斤，或五百斤，戌火墓也，自然无火灾。《千金方》

秋季月末一十八日，省甘增咸，以养胃气。同上

秋季之月土旺时，勿食生葵菜，令人饮食不化，发宿病。同上

季秋节，约生冷，以防厉疾。勿食诸姜，食之成痼疾；勿食小蒜，伤神损寿，魂魄不安；勿食菜子，损人志气；勿以猪肝和饧同食，至冬成嗽病，经年不差；勿食鸦雉等肉，损人神气；勿食鸡肉，令人魂不安，魄惊散。《云笈七签》

季秋，肝脏气微，肺金用事，宜增酸以益肝气，助筋补血以及其时。同上

【点评】上条强调了九月补肝的重要性。

农历九月，时值深秋，此时肺气愈盛，而肝气渐微。中医学认为肺属金，肝属木，金克木，秋季肺气强盛，容易过度克制肝气，造成肝气衰微。故深秋之时注重肝气的补养显得尤为重要。

本条所提出的是在饮食上增酸以益肝气，酸味归肝，稍稍多

食可补益肝气，助筋补血。

九月十日，取章陆根三十斤，净洗，粗切长二寸许，勿令中风也。绢囊尽盛，悬屋北六十日，阴燥为末，以方寸匕水服之，旦先食服。十日见鬼，六十日使鬼取金银宝物，作屋舍，随意所欲。八十日见千里。百日身飞行，登风履云，肠化为筋。久服成仙矣。_{同上}

十月

十月一日，宜沐浴。《四时纂要》

十月四日，勿责罚人，仙家大忌。同上。又按，《云笈七签》云：十月五日勿责罚人也。

十月十日，宜拔白。同上

十月十三日，老子拔白日。《真诰》

十月十四日，取枸杞菜煮作汤沐浴，令人光泽，不病不老。《云笈七签》

十月十五日下元日，可行道建斋，修身谢过。《正一修真旨要》

十月十八日，鸡初鸣时沐浴，令人长寿。《云笈七签》

十月上亥日，采枸杞子二升，采时面东摘。生地黄汁三升，以好酒二升于瓷瓶内浸二十一日，取出研，令地黄汁同浸，搅之，却以三重封其头，了更浸，候至立春前三日开。已过逐日空心饮一杯，至立春后，髭鬓变白①，补益精气，服之耐老，轻身无比。《经验后方》

十月上巳日，采槐子服之。槐者，虚星之精，去百病，长生通神。《太清草木方》

---

① 白：疑为"黑"。

十月之节，始服寒服。《千金月令》

十月，宜进枣汤。其枣汤法：取大枣除去皮、核，中破之，于文武火上翻覆炙，令香，然后煮作汤。同上

十月，勿食猪肉，发宿疾。《白云先生杂记》

十月，勿食椒，损心伤血脉。《千金方》

十月，勿食生薤，令人多涕唾。同上

十月，勿食被霜菜，令人面上无光泽，眼目涩痛。同上

十月，不得入房，避阴阳，纯用事之月也。同上

十月，食獐肉动气。《本草》

冬七十二日，省咸增苦，以养心气。《千金方》

冬月，勿以梨搅热酒而饮，令头旋不可枝梧。《琐碎录》

冬不可食猪肾。《金匮要略方》

冬夜，伸足卧则一身俱暖。同上

冬夜卧，衣被盖覆太暖，睡觉张目，出其毒气，则永无眼疾。同上

凡卧，冬欲得头向西，有所利益。《云笈七签》

冬日宜温足冻脑。同上

【点评】上条提出十月宜温足冻脑的养生观点。

前面已述，八月之始就应注意暖足防冻，冬月寒气更盛，做好温足的措施更为必要。

"冻脑"的含义有二。一是指冬天眠睡不宜以被覆首，应该把头露出来。这样有利于呼吸，更重要的是有利于体内郁阳之气宣发。二是指冷静心神，潜心藏志。《素问·四气调神大论》有"冬三月此谓闭藏……使志若伏若匿，若有私意，若已有得的养生论断"。应遵循冬季主潜藏的规律，不宜过多用事。

孟冬，早卧晚起，必候天晓，使至温畅，无泄大汗，勿犯冰冻，

温养神气，无令邪气外至。同上

冬不用枕冷物、铁石等，令人眼暗。同上

冬月，夜长及性热，少食温软物，食讫摇动令消，不尔成脚气。同上

冬月，食芋不发病，他时月不可食。《本草》

冬月，不宜多食葱。同上

冬三月，早卧晚起，必待日光。《黄帝素问》

【点评】上述诸条提及冬季起居养生方面的注意事项。

《素问·四气调神大论》有"冬三月，此为闭藏。水冰地坼，无扰乎阳，早卧晚起，必待日光"之论。冬季为主闭藏之季，且寒气强盛，应避免阴气对阳气的损害。例如，宜于入夜之后阴气愈盛之时早点入睡潜藏起来，待次日日光大胜之时再起床外出活动；注意保暖，不进食生冷，避寒就温；闭藏阳气，无泄皮肤。

冬服药酒两三剂，立春则止，终身常尔则百病不生。《千金方》

冬月，宜服钟乳酒，主补骨①髓，益气力，逐湿。其方用：

干地黄八分　　菖藤一升，熬，别烂捣　　　　牛膝四两　　五加皮四两　　地骨皮四两　　桂心二两　　防风二两　　仙灵脾三两　　钟乳五两，甘草汤浸三日，以半升牛乳瓷瓶中浸炊，于炊饭上蒸之，牛乳尽出，暖水净淘，洗碎如麻豆。

上诸药并细剉，布袋子贮，浸于三斗酒中，五日后可取饮，出一升②清酒，量其药味③即出，药起十月一日至④立春止，忌生葱陈臭物。《四时纂要》

---

① 骨：原作"膏"，据《四时纂要》改。
② 出一升：此下《四时纂要》有"即入一升"四字。
③ 味：《四时纂要》作"量其药味减则止"。
④ 至：此下《四时纂要》有"服"字。

【点评】上条介绍了一种冬季温补佳品——钟乳酒。

文中详述了钟乳酒的制法、用药、功效等，其中既有温肾助阳补虚的胡麻、五加皮、桂心、仙灵脾、钟乳等药，又有滋阴养血清虚热的干地黄、地骨皮，针对冬季好发风寒湿痹的人群，还加有牛膝、防风等祛风除湿的药物。功效以温肾助阳为主，兼以滋阴、祛风除湿。无疑是一款中老年人冬季养生保健的佳品。

十一月

十一月十日、十一日，拔白永不生。《四时纂要》

十一月十一日，不可沐浴，仙家大忌。同上。并《云笈七签》。又按，《千金月令》云：十一日宜沐浴。

十一月十一日，取枸杞菜煮作汤沐浴，令人光泽，不病不老。《云笈七签》

十一月十五日，过夜半时沐浴，令人不忧畏。同上

十一月十六日，沐浴，吉。《四时纂要》

十一月，勿食龟鳖，令人水病。同上

十一月，勿食陈脯。同上。又按，《千金方》云：十一月勿食经夏臭脯，成水病、头眩、阴痿。

十一月，勿食鸳鸯，令人恶心。同上

十一月，勿食生菜，令人发宿疾。同上

十一月，勿食生薤，令人多涕唾。《千金方》

十一月，勿食鼠肉、燕肉，损人神气。同上

十一月，勿食虾蚌着甲之物。同上

十一月，食獐肉，动气。《本草》

十一月，阴阳争，冬至前后各五日，别寝。《四时纂要》

【点评】上条提到冬至前后五日夫妻不宜行房事的养生注意。

从四时规律来讲，春生、夏长、秋收、冬藏，又肾藏精，本不可妄泄，冬季更应如此。从养生时机来讲，冬日肾气正旺，恰是顾护保养的时候，如不加节欲，来年必患无穷，应一俗语所言："冬不藏精，春必病温"。

至于冬至前后五日的时间规定，是因为冬至日为一阳初生之重要时机，故冬至前后五日的节欲保精尤为重要。

十一月，取章陆根净洗，粗切长二寸许，勿令中风也。绢囊尽盛，悬屋北六十日，阴燥为末，以方寸匕水服之，且先食服。十日见鬼，六十日使鬼取金银宝物，作屋舍，随意所欲，八十日见千里，百日身飞行，登风履云，肠化为筋，久服成仙矣。《云笈七签》

仲冬，勿以炎火炙腹背；勿令猬肉，伤人神魂；勿食焙肉，宜减咸增苦，以助其神气；勿食螺蚌蟹鳖等物，损人志气，长尸虫；勿食经夏黍米中脯腊，食之成水癖疾。同上

仲冬，肾气正王，心肺衰，宜助肺安神，补理脾胃，无乖其时，勿暴温暖，切慎东南贼邪之风犯之，令人多汗，面肿腰脊强痛，四肢不通。同上

十一月之节，可以饵补药，不可以饵大热之药，宜早食宜进宿熟之肉。《千金月令》

共工氏有不才子，以冬至日死，为疫鬼，畏赤小豆，故冬至日以赤小豆粥厌之。《四时纂要》

冬至日，钻燧取火，可去温病。《续汉书礼仪志》

冬至日，阳气归内，腹中热物入胃易消化。《养生要集》

冬至日，勿多言，一阳方生不可大用。《琐碎录》

每冬至日，于北壁下厚铺草而卧，云受元气。《千金方》

冬至日，取葫芦盛葱汁，根茎埋于庭中，到夏至发之，尽为水，以渍金、玉、银、青石，各三分，自消矣。曝令干，如饴，可休粮。久服神仙，名曰神仙消金玉浆，又曰金浆。《三洞要录》

　　仲冬之月，日短至，阴阳争，诸生荡。君子斋戒，处必掩身，身欲宁，去声色，禁嗜欲，安形性，事欲静，以待阴阳之定。《礼记》

　　【点评】以上诸条讲到了几点冬至时节养生要点：一是钻燧取火，保暖驱寒；二是增加进食量，补充能量；三是勿多言语，保存阳气。

　　《月令七十二候集解》有"冬至，十一月中。终藏之气至此而极也……水泉动。水者天一之阳所生，阳生而动，今一阳初生故云耳"之论。由此得知，冬至日一阳初生，且还稚幼甚微，不可不慎保护，亦不可妄加外泄。宜当近火取暖，防外寒伤之；增食，内生卫气护之；勿多言，断外泄之途。

十二月

　　十二月一日，宜沐浴。《云笈七签》

　　十二月二日，宜浴，去灾。《四时纂要》

　　十二月三日，宜斋戒、烧香、念仙。《云笈七签》

　　十二月七日，拔白，永不生。《四时纂要》

　　十二月八日，沐浴，转除罪障。《荆楚岁时记》

　　十二月十三日，夜半时沐浴，令人得玉女侍房。《云笈七签》

　　十二月十五日，沐浴，去灾。《四时纂要》

　　十二月二十三日，沐，吉。同上

十二月二十四日，床底点灯，谓之照虚耗也。《梦叶录》

十二月，勿食牛肉，伤人神气。《千金方》

十二月，勿食生薤，令人多涕唾。同上。又按，《云笈七签》云：季冬勿食生薤，增痰饮疾。

十二月，勿食蟹鳖，损人神气，又六甲食之，害人心神。同上

十二月，勿食虾蚌着甲之物。同上

十二月，勿食獐肉，动气。《本草》

十二月，勿食脾，乃是季月，土旺在脾故也。《千金方》

冬季之月土旺时，勿食生葵菜，令人饮食不化，发宿病。同上

冬季月末一十八日，省甘增咸，以养肾气。同上

季冬，去冻就温，勿泄皮肤大汗，以助胃气，勿甚温暖，勿犯大雪。是月肺脏气微，肾脏方王，可减咸增苦，以养其神，宜小宣不欲全补。是月众阳俱息，水气独行，慎邪风，勿伤筋骨，勿妄针刺，以其血涩，津液不行。《云笈七签》

季冬，勿食猪豚肉，伤人神气；勿食霜死之果菜，失人颜色；勿食自死肉，伤人神魂；勿食生椒，伤人血脉。同上

十二月癸丑日，造门，令盗贼不敢来。《墨子秘录》

十二月上亥日，取猪肪脂内新瓦器中，埋亥地百日，主痈疽，名脈脂，方家用之。又一斤脂着鸡子白十四枚，更良。《本草》

宣帝时阴子方者，腊日晨炊而灶神形见，子方再拜，以黄羊祀之。自是以后，暴至巨富。故后常以腊日祠灶。《搜神记》

岁暮腊，埋圆石于宅隅，杂以桃核七枚，则无鬼疫。《淮南万毕术》

腊夜，持椒三七粒卧井旁，勿与人言，投于井中，除温疫。《养生要术》

腊日，挂猪耳于堂梁上，令人致富。《四时纂要》

腊日，收猪脂，勿令经水，新器盛，埋亥地百日，治痈疽。此月收亦得。同上。又按，《孙真人食忌》云：腊月猪肪脂可煎膏用之。

腊日，取皂角烧为末，遇时疫，早起以井花水调一钱服之，必效，差。_{同上}

腊月，勿歌舞，犯者必凶。《千金方》

腊月，空心用蒸饼卷板猪脂食之，不生疮疥，久服身体光滑。《琐碎录》

腊月，取猪脂四两悬于厕上，入夏一家即无蝇子。_{同上}

腊日，取活鼠以油煎为膏，汤火疮灭瘢疵，极良。《本草图经》

腊后遇除日，取鼠头烧灰，于子地上埋之，永无鼠耗。《琐碎录》

腊月，好合药饵，经久不喝。《四时纂要》

腊月水日，晒荐席，能去蚤虱。《琐碎录》

腊月，收雄狐胆，若有人卒暴亡未移时者，温水微研，灌入喉即活，常须预备救人，移时即无及矣。《续传信方》

腊月，好合茵陈圆疗瘴气、时疫、温黄等。若岭表行①，此药常须随身。其方用：

茵陈_{四两}　大黄_{五两}　豉心_{五合，熬令香}　恒山_{三两}　栀子仁_{三两熬}

芒硝_{二两}　杏仁_{三两，去皮尖，熟研后入之}　鳖甲_{二两，炙去膜，酒及醋涂炙}　巴豆_{一两，去皮心，熬，别研入之}

上九味捣筛，蜜和为圆，初得时气三日，旦饮服五圆如梧桐子大。如人行十里，或利或汗或吐。或不吐不汗利等，更服一圆，五里久不觉，即以热饮促之，老小以意酌度。凡黄病、痰癖、时气、伤寒、痎疟、小儿热欲发痫，服之无不差。疗瘴神效，赤白痢亦效。春初一服，一年不病。忌人苋、芦笋。猪肉收瓶中，以蜡固瓶口，置高处，逐时减出。可②三二年一合。《四时纂要》

腊月，取青鱼胆阴干，如患喉闭及骨鲠，即以胆少许口中含，咽

---

① 行：此下《四时纂要》有"往"字。

② 可：原脱，据文会堂刻本补。

津即愈。《齐人千金月令》

十二月暮日，掘宅四角各埋一大石，为镇宅，主灾异不起。《本草》

十二月三十日，取枸杞菜煮作汤沐浴，令人光泽，不病不老。此出《云笈七签》。又按，《四时纂要》云：三十日浴吉，去灾也。

十二月晦日前两日，通晦①三日，斋戒，烧香静念②，仙家重之。《四时纂要》

十二月晦日，日中悬屠苏沉井中，令至泥，正月朔日平晓出药，置酒中，煎数沸，于东向户中饮之。屠苏之饮先从小起，多少自在。一人饮，一家无疫，一家饮，一甲③无疫。饮药酒得三朝还，滓置井中能仍岁饮，可世无病。当家内外有井，皆悉着药辟温气也。其方用：

大黄十六铢　白术十八铢　桔梗十五铢，去芦头　蜀椒十五铢，去目　桂心十八铢，去皮　乌头六铢，炮去皮脐　菝笋④十二铢

上七味㕮咀，绛袋盛之。出《和剂局方》。一方又有防风一两，去芦头。

岁暮日，合家发投井中，咒曰：敕使某甲家口眷竟年不患伤寒，辟却五瘟鬼。《墨子秘录》

岁除夜，积柴于庭，燎火辟灾而助阳气。《四时纂要》

岁除夜，空房中集众，烧皂角，令烟不出，眼泪出为限，亦辟疫气。《吕公岁时杂记》

除夜，戒怒骂婢妾⑤，破坏器皿，仍不可大醉也。《琐碎录》

岁除夜，集家中所不用药，焚之中庭，以辟疫气。《吕公岁时杂记》

除夜，神佛前及厅堂、房闱，皆明灯至晓，主家室光明。《琐碎录》

---

① 晦：此下《四时纂要》有"日"字。
② 念：此下《四时纂要》有"经文"二字。
③ 甲：胡本作"里"。
④ 菝笋：胡本作"菝葜"。
⑤ 从以下至卷末6条，原缺，据胡本补。

岁夜，于富家田内取土泥灶，主招财。_{同上}同上

岁除夜四更，取麻子、小豆各二七粒，家人发少许，投井中，终岁不遭伤寒、温疫。《鱼龙河图》

除夜五更，使一人堂中向空扇，一人问云：扇甚？底答云：扇蚊子。凡七问乃已，则无蚊虫也。《琐碎录》

【点评】农历十二月是一年中的最后一个月，饱含着过去的一年中人们酸甜苦辣的回味，民间通过各种各样的祭祀活动来告别旧年，祈盼新年的祥瑞，故农历十二月又称"腊月"，"腊"为古代岁终的祭名。

十二月的养生要点多与人们辞旧盼新的美好愿望有关，例如通过沐浴、造门、取猪脂等祛灾邪，通过取富家土、挂猪耳、岁除夜明堂等求祥瑞。

运化玄枢

明·朱　权　撰

叶明花　蒋力生　点评

目录 | Contents

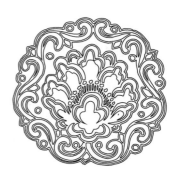

《运化玄枢》，又名《臞仙运化玄枢》，朱权纂。据朱权自序，此书成书于"阏逢之摄提格月在窒皋二日戊寅"，即甲寅年（1434）。本书为很有特色的月令类养生著作，举凡节令候气、田家农事、生活起居，逐月陈列，每月七般，类例分明，告诫人们依例而行，有条不紊。是书刊行后，《医方类聚》《遵生八笺》《玉匣记》等多有征引。

一、成书背景

朱权（1378—1448），明太祖朱元璋第十七子，自号臞仙、涵虚子、壶天隐人、丹丘先生、玄州道人、妙道真君、遐龄老人等。洪武二十四年（1391）册封藩王，逾二年而就藩大宁，号曰宁王。卒谥"献"，世称"宁献王"。一生以著述为务，撰写编辑了大量著作。据载录，朱权一生编撰的著作达130多种，有书目可确考的就有135种，现在存世的传本也有30多种，其内容涉及历史、文学、艺术、戏剧、医学、农学、宗教、兵法、历算、杂艺等多个方面。其著述之丰，历史上鲜有匹者。

本书内容主要为逐月养生之道。《百川书志》称："《运化玄枢》五卷，皇朝臞仙编。岁时七百五十九条，天地会元混元之数十二条，四时朝修吉晨三十六条，逐月分气候、月占、时俗、吉辰、养生、服食、禁忌七类，率多道家之说。"《读书敏求记》著录云："月十有二而成岁，其虚盈消长之数有差，候气之运各异。涵虚子谓饮食起居必顺天道以宁化育，故纂此书以备月览，于摄生之道可谓详矣。前载《岁占图》，后附'天地混元'之数及'三元八会'之辰"。国家图书馆所藏明刻本作"臞仙运化玄枢"，4册，书为黑口四周双边双鱼尾，每页11行20字。卷首有朱权自序，题"西江老人涵虚子臞仙书于壶天之神谷"。其前载岁占图2幅，题"涵虚子臞仙制"。其后为春六气，含孟春140条、仲春58条、季春63条；夏六气，含孟夏62条、仲夏62条、季夏51条；秋六气，含孟秋75条、仲秋51条、季秋49条；冬六气，含孟冬60条、仲冬50条、季冬72条。另附"天地混元之数凡五条""天历会元之数凡八条""四时朝修吉辰凡三十六条"。

《明史·艺文志》"子部五行类"著录为1卷。《续书史会要》《天皇至道太清玉册》《宝文堂书目》皆著录，但不载卷数。《献征录》《宁献王事实》《列朝诗集小传》《净明宗教录》《千顷堂书目》《古今书刻》《脉望馆书目》《虞山钱遵王藏书目录汇编》《读书敏求记》、同治《南昌府志》、道光《南昌县志》并皆著录为1卷。《绛云楼书目》著录为《运化元枢》，入医书类，亦为1卷。《读书敏求记》亦作《运化元枢》。唯《百川书志》著录为5卷，《中国印刷史》《江西历代刻书》因之。《脉望馆书目》辑入"养生门"。

二、主要学术思想

1. 信奉道家养生

朱权改封南昌后，远离皇权中心，政治意识日趋淡薄，奉道之心日益坚定。到了晚年，更是"益慕翀举，自号臞仙"，矢志于道教文化建设和道家的修持炼养。朱权先后纂辑了《活人心法》《延寿神方》《神隐》《救命索》《庚辛玉册》《乾坤生意》《乾坤生意秘韫》《运化玄枢》等10多种道家医药养生著作。这些著作中，既有朱权对道家炼养的思想认识和理论阐发，也有朱权坚持道家修炼的经验总结。如在精神修炼方面，朱权主张形显而神隐，强调清心寡欲、隐忍中和、神游天阙、纵横人我、锄云种月、枕流漱石等逍遥自在之追求；在外丹服食方面，其已佚之《庚辛玉册》被认为是"中国炼丹术史上的最后一部巨著"，是研究明代炼丹术不可或缺的重要文献；在内丹修炼方面，其所著《救命索》阐发"初阶、筑基、炼己"的内丹三法，通俗易懂，简便实用；在导引、吐纳方面，朱氏《活人心法》载录有"八段锦""六字诀"，是现可查的最早记录此二者实际操作方法的文献。而在《运化玄枢》中，朱权将道家修炼的许多具体方法作为日常功课编入月令"养生"之中，同时还有服食、禁忌等的专属内容，表明朱权信奉道家养生修持，且完全落实到日常生活的安排之中。

2. 推崇服食养生

朱权对服饵之道深信不疑，在他所有的医药养生著作中都或多或少载有服食之方。如《延寿神方》的卷末设有"保养遐龄部"，载有服食方13首；《活人心法》的"补养饮食"收录服食方13首；《神隐》之"仙家饮食"收录服食方19首。服食的品物有草木药，如黄精、茯苓、枸杞等；有动物药，如鹿角、牛髓等；有矿石药，如丹砂、曾青、钟乳等；还有丹炼方鸡子丹、雁腹丹等。而服食的剂型除了一般的丸、散、膏、丹外，还有茶、酒、汤、羹等，可谓内容丰富，品物繁多。

《运化玄枢》也收有大量的服食方。这些服食方逐月服食，多有因时制宜的特点，既照顾到脏腑的四时特性，又考虑到动植物的成熟时令。书中有多处提到季秋之月的服食。"其月，采术，蒸曝九次，候干为末。日三次，酒服方寸匕，不饥，延年益寿"；"其月，取商陆根服之"；"初九日，采菊花，与茯苓、松柏脂丸服，令人不老"；"其日，宜登高，佩茱萸，饮菊花酒，禳免凶灾，吉昌寿福"；"其日，以菊花酿酒，治头风"；"其日，收枸杞根浸酒服，令人不老，去一切风"；"其日，以菊花曝干，取糯米一斗蒸熟，入菊花末五两，溲拌如常酝法，多用细面曲为佳，候熟，每服一杯，治头风头旋"；"其日，取菊花末，酒服方寸匕，治酒醉不醒"；"其日，宜进地黄汤。其法：取地黄净洗，以竹刀子薄切，曝干，每作汤时先微火熬，碾为末，煎如茶法"。其内容就包括服食白术、商陆、茯苓、菊花、枸杞、地黄等。所服之物多为该月的应时之品，尤其是菊花更属当令之物。

3. 重视日常禁忌

受古代文化氛围的影响，朱权特别讲究阴阳五行之道，精于涓吉选择之术。为此，他编纂了《臞仙肘后神枢》《臞仙肘后经》《历法通书》《肘后灵枢》《神枢内篇》《筮吉肘后经》《地理正直》《造化钳锤》《吉星便览》等多种择吉之书。这些书中固然多是趋吉避凶的涓吉术数，现已不合时宜，但也不乏敬畏天时自然所设的禁忌，而且其中不少禁忌还关乎摄生保健。朱权在《运化玄枢》的月令安排中专设"禁忌"一项，正反映出他对禁忌养生的重视。不过，"禁忌"项中最值得重视的还是对饮食、房中之事的交代，至今仍有参考价值。如季秋之月的禁忌："其月，勿食姜，损目。勿食血脾，乃是季月土旺在脾故也。勿食犬肉，伤人神气。勿食霜下瓜，成翻胃。勿食生葵菜，令人饮食不化，发宿病。勿食生冷，以防厉疾。勿食诸姜，成痼疾。勿食小蒜，伤神损寿，魂魄不安。勿食蓼子，损人志气。勿食鸦、雉等肉，损人神气。勿食鸡肉，令人魂不安魄散。勿以猪肝和饧同食，至冬成嗽病，经年不得瘥。月忌：夫妇戒容止，犯者减寿。"这些内容有的还是很值得我们注意并加以研究的。

三、学习要点

1. 了解本书特点

前已述及本书是一部很有特色的月令类养生著作，其突出的特色就是把逐月养生的"功课"分成候气、月占、时俗、吉辰、养生、服食、禁忌七大类。这就避免了一般月令类养生著作只是简单罗列事项，杂乱无章的缺陷，显得类例分明，一目了然。无论是阅读还是应用，阅读者都能根据所需择要而行，不至茫无头绪，也省却了不少斟酌检拣的功夫

2. 把握本书重点

本书的重点内容在"养生""服食""禁忌"三项。"养生"主要是关于日常起居的安排，包括作息劳逸、眠卧兴起、衣着服饰、盥洗沐浴、待客接物、言语静默、汗津二便等，大抵是乐天知命、安居若素的生活之道。"服食"主要是吸收援引道家服食的经验方法，包括服食草木药、动物药、矿物药及丹石药，以期达到"假求外物以自坚固""变化气质以求延年"的效果。"禁忌"主要是关于行为的约束，趋吉避凶，以谨身慎为为主旨，以不涉险秽为关键，以饮食禁忌、房事禁忌为紧要，值得引起重视。

叶明花　蒋力生
2020 年 10 月

整理说明

1. 版本选择　《运化玄枢》在《全国中医图书联合目录》《中国古籍善本书目》《中国医籍大辞典》中均未著录。《中国古籍总目·子部》著录为"臞仙运化玄枢，题涵虚子臞仙制，明刻本，国图"，未载卷数。似为国内唯一的存世版本。

此次整理点评以国家图书馆藏明刻本为底本，以《医方类聚》《遵生八笺》《玉匣记》为参校本。

2. 原书底本为繁体竖排，今改为简体横排。表行文前后位置之"右"字径改为"上"。

3. 校勘以对校、本校为主，辅以他校，慎重使用理校。凡底本有误者，从校本改后出注；文字互异者，不改底本，出注说明。具体校勘时，根据下列文字现象，区别处理：①凡底本因写刻时笔画小误所致的错别字径改不出注，非写刻时笔画小误所致的错别字改动后出注说明。②异体字、繁体字径改为规范正体字，不出注。通假字、古今字保留原字并出注说明。③凡脱、衍、残、疑或避讳字，或补，或删，或改，或保留原字，均出注说明。

臞仙运化玄枢

明·朱权　撰

是书少见于世，置之案头，或偶得趋避之益，并可收入丛刻。贿价十一英洋，心好之，知其值昂，而不能舍也。

戊午十一月冬至前五日，时客游海上　思灵道人记

臞仙运化玄枢序

爰有奇器，是生万象。有奇器必有奇事，有奇事必有奇说，有奇说必有奇书，有奇书可以奇其道。其道既奇，则知奇之为奇大矣。故以我之奇而能明天地之奇，明天地之奇而能明阴阳之奇，明阴阳之奇而能明造化之奇，能知造化之奇而我之奇奇矣。

《阴符经》曰：圣人以奇其圣，我以不奇其圣。今以不奇之圣为奇之圣者也。奇乎？奇乎？非予之好奇也，而彼以造化奇我，我固以奇奇之。故天地之候以奇而通，阴阳之理以奇而明，人事以奇而安，兴居以奇而盛。

黄帝曰：食其时百骸理，动其时万化安。是知月十有二而更岁，其盈虚消长之息有差，候气之运各异。善摄生者，履中和之真，饮食起居必顺天道以宁化育，否则伤生，不为不奇。士之于世，不可不知。于是纂其平昔所奇者，为日用摄生之道，置诸枕中，以备月览，可谓奇矣。

或曰：敢问奇？曰：盗天地之机，窃阴阳之化，以之修身，以之治人，而天地在乎手，万化生乎身，孰曰不奇！予曰：法象转蓬可以为车，法象浮叶可以为舟，苟非奇其事者，虽圣智莫能得也。

关尹子曰：有奇人必有奇事。今是书之作，可谓奇矣。于是剖造化之秘藏，随天罡之所指，神动天随，体与道合。辟阴阳之房，以夺其精；括元气之囊，以韬其光。运灵旗而招和气，与天地同乎一息，使天下万世人皆得以牧玄化之野，而栖天枧之室，此之师转蓬浮叶者，大亦奇矣。虽不能尽穷神知化之妙，其探赜索隐之理庶几，有以弥伦造化而见天地之心也。

《阴符》所谓圣人以奇其圣者，若此也耶？未知识者以为奇耶，不奇耶？观者或奇其奇，或不奇其奇，或奇其不奇，或不奇其不奇；或圣其圣，或不圣其圣，或圣其不圣，或不圣其不圣。圣也，不圣也，奇也，不奇也。知道之士，奇其奇，不奇其不奇；圣其圣，不圣其不圣。如知其圣不圣、奇不奇之说。或者有以为笑，不笑不足以为奇。

时岁在阏逢之摄提格月在窒皋二日戊寅

西江老人涵虚子矐仙书于壶天之神谷

涵虚子臞仙制

岁占之图

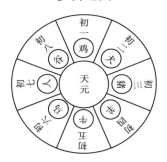

按农占曰：自元日至八日，一日主一事。其日天色晴明，所主者蕃息，阴晦衰耗。

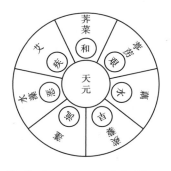

按师旷曰：其年一物先出，主一年之候。

荠菜主和，葶苈主艰，藕主水，蒺藜主旱，蓬主流［亡］，藻主恶，艾主疾。

孟春之月

【候气】

立春 日在危宿之度，去极一百六度，天表影长一丈五寸二分。日出卯入酉，昼四十五刻，夜五十五刻。立春之五日东风解冻，次五日蛰虫始振，后五日鱼上水。

雨水 日在室宿之度，去极一百一度，天表影长五尺九寸二分。昼四十七刻，夜五十三刻。雨水之五日獭祭鱼，次五日候雁北，后五日草木萌动。天道南行，作事出行俱宜向南。

是月，天气下降，地气上升，天地和而阴阳通。

是月，阳气方盛，祈谷于上帝。天王亲载耒耜，躬耕社田。天王三推，诸侯五推，卿大夫九推，谓之劝农。归以宴大夫，谓之劳酒。农父亦效此，谓之告农。

修封疆。举政事。演经术。相丘陵以备原隰，修祀典以习神乐。掩骼埋胔。释囹圄。

【点评】孟春正月，天地相交，阴阳相通，万物始生。这个月有立春、雨水两个节气，立春之时大地呈现出"东风解冻""蛰虫始振""鱼上水"的景象。统治者宜择吉日良辰祈谷于上帝，并亲载耒耜，率众躬耕社田，下令整修田界、道路，相地之宜，教民备耕，广行恩惠，颁布仁令，修习典乐，体现生命的尊重和爱护。

【月占】

元日昧爽，当观云气。东方黄云，主其年熟；赤，旱；青，安；白、汞；黑，疫。

一日主上旬，二日主中旬，三日主下旬。当于日月之上下及月色占之。青黑润明主其旬有雨，黄赤无雨。余月仿此。

其日立春，主其年人事少安。

其日北风，主其年禾熟。

其月初旬下雪有雷，主牛羊冻死，柴贵。

其月上旬有甲子，雨；丙子，旱；戊子，虫蝗；庚子，凶，纵收得半，惟有壬子，丰稔。一云：甲子丰，壬子水。

十五日，阴晦风雨，岁不登。

其月，行夏令，则雨水不时，草木早落，其人多恐。行秋令，人多灾，焱风暴雨总至，藜莠蓬蒿并兴。行冬令，水潦作，霜雪大挚，首种不升。

春甲子晴，夏主阴雨，秋旱，早禾全收，高田十分。小儿疾易治，妇人疾难治。

春甲子雨，禾五六分收，草木焦枯，万物不成，人多疾。

其月上朔日，天色云霞现，主米谷鱼盐皆贵，天灾遍行，人多疾。春己卯日大风，果木不熟。

前四条，春三月甲子同占。

【时俗】

立春之前一日，迎春于东郊。

其日，捶土牛于通衢，庶民争之。得牛土者，其家宜蚕，亦治病；若撒在檐下，蚰蜒不生。

元日五更，钉桃符于门，以辟众鬼。出《黄帝传》。

其日，日未出时，朱书百病符悬户上，大吉。符见五月。

其日，埋败履于庭中，家出印绶之子。

其日，晓夜子初时，凡家之败帚俱烧于院中，勿令弃之出院，令人仓库不虚。

其日，取鹊巢烧之，着于厕，能辟兵；撒门，辟盗。

其日，鸡初鸣时，把火遍照五果桑树上下，则无虫。用斧班驳于树，谓之嫁树，多实。

其日，缕悬笔炭、芝麻秸、桃插门户上，却疫疠，禁一切之鬼。

其日平旦，吞盐豉七粒，终岁不于食中误食蝇子。

其日，将物去古庙宫观灵坛换取古砖一枚，咒之。瞿仙曰：三光聚精，万神集灵，镇我家宅，永除疫兵。咒毕，安大门下，能断一年疫疠。

其日，用腊鼠向正旦于所居之处埋之，辟温病。

其日，日未出时，小儿不长者，以手攀东墙，勿令人知。或云：于狗窦中，使人拽出。

初三日，买竹筒四枚，置家中四壁上，令田蚕百倍。

初四日，宜祭户。

初七日夜，世俗谓之鬼鸟过日。人家捶床打户，拔狗耳，灭灯，以禳之。鬼鸟，九头虫也。其血或羽毛落于人家，凶；魇之则吉。

初十日，取厕前草，于上寅日烧中庭，令人不着天行之灾。

十五日夜，点灯以祀太乙，始于十四，终于十六。汉武帝始之。

其日，残羔麋熬令焦，和谷种之，能辟虫。

其日，以柳枝插户上，随柳所指处设酒脯羔臡白粥祭之，蚕桑百倍，谓之招财。

其日，凡人无子者，夫妇同于富家盗灯盏，勿令人知，安卧床下，当月有孕。

未日夜，以芦苣火照井厕中，百鬼走。

【点评】"时俗"一节主要介绍了孟春之时的各种习俗，如"立春之前一日，迎春于东郊"，又如"元日五更，钉桃符于门，以辟众鬼"。表达出古人对春季到来的重视，对平安健康的祈求，及远离一切鬼邪灾害的美好生活愿望。郊游迎春、钉桃符等习俗至今仍在民间广泛流传。

【吉辰】

元日，天中节会之辰。元始天尊登九玄，传太极金书于天帝君。太上老君降现，昊天上帝统天神地祇朝三清，东方七宿星君下降，徐来勒真人于会稽上虞山，传经于葛玄真人。

初二日，天曹掠剩下降。

初三日，太白北斗星下降。

初四日，开基节，玉晨大道君登玉霄琳房，四盼天下。

初五日，邓伯玉、王仲甫二真人，同飞升。

初六日，建玉枢会，以保一年之安。

初七日，谓之上会日，可斋戒。真武下降，四斗帝君降，清行甘真人飞升。

初八日，南斗下降。

初九日，太素三元君朝真。

初十日，长生保命天尊下降。

十一日，消灾解厄天尊下降。

十三日，三元集圣。

十四日，三官下降。

十五日，上元节，天官赐福之辰。混元上德皇帝降现，西斗帝君下降，天地水三官朝天，翊圣保德真君降，佑圣司命真君诞生。正一静应真君诞生。金精山张灵源真人飞升。上元十天灵官神人兵马无鞅数众，与上圣高真妙行真人，同降人间，考定罪福。

十八日，三元内奏之辰。

十九日，北阴圣母下降。五瘟神行病。

二十日，南斗星君下降。

二十一日，天猷副元帅下降。

二十二日，嗣天师张真人飞升，三尸神奏罪福。

二十五日，天蓬下降，北斗出游。

二十六日，北斗出游，翊圣下降。

二十七日，北极北斗下降。

二十八日，许真君诞生。

二十九日，北阴下降。

【养生】

其月，宜加绵袜以暖足，则无病。

其月甲子日，拔白髭发。晦日，汲井花水，服之令人须发不白。

初一日，谓之天仓开日，宜入山修道。

其日，取青木香煮汤沐浴，令人至老须发不白。俗传五木汤是也。

其日，饮玉衡星之精，令人悦颜色，壮元气，可得不老。玉衡星精者，乃花椒是也。

其日，取枸杞菜煮汤沐浴，令人光泽，不病不老。

初四日，有白须发者，凌晨拔之，永不生。余月皆用此日，吉。

初八日，沐浴，去灾祸，令人安。

初十日，人定时沐浴，令人齿坚。凡斋戒沐浴，皆当盥沐五香汤。其五香汤法：用兰香、荆花、苓苓①香、青木香、白檀，各一斤，凡五物，切碎，以水二斛煮取一斛，以自沐浴也。此汤辟恶，除不祥，降神灵，并治头风。

立春日，上学之士，清朝煮白芷、桃皮、青木香三种，东向沐浴，大吉，能进学。

入春，宜晚脱绵衣，令人无伤寒、霍乱。

春三月，每朝梳头一二百，梳至夜，须烫热盐汤一盆，从膝下洗至足方卧，以通泄风毒脚气，勿令壅滞。

春三月，戊辰日，宜炼丹。

春三月，夜卧早起。凡卧，欲得头向东所，利益。

春三月，饮酒茹葱，以通五脏。忌生葱。

春七十二日，省酸增甘，以养脾气。

寅日，烧白发，吉。

【点评】"养生"一节主要介绍孟春之月的养生注意事项以及

---

① 苓苓：或作"零陵"。

养生方法。春日阳气刚刚复苏，冬残未尽，料峭春寒，极易伤人，善养生者，仍须固密，勿泄真气，不可骤然减衣以损阳气，"宜加绵袜以暖足"。春季肝气始生，脾胃受克，饮食上宜"省酸增甘，以养脾气"。此外朱氏还介绍了沐浴的养生方法，综合天、地、人等不同因素，具有不同的养生功效。

【服食】

其月取商陆根三十斤，净洗粗切，长二寸许，勿令见风，绢囊盛，悬屋北六十日，阴干为末。清旦用水服方寸匕，服十日，目见鬼神；六十日，能役使鬼神；八十日，能见百里，登风履云；久服成仙。

一法：于初五日，取商陆根细切，以玄水渍之三日，阴干为末。服方寸匕，玄水服之，日三次，百日尸虫尽下出，如人状，乃于旷野醮埋之。祝曰：伏尸属地，惟我属天，天地悬隔，我为上仙。无复回顾而还。忌一日血肉辛菜等物。玄水者，墨水也。二月亦可采服。

其月，采黄精，服之轻身。

其月，采术，蒸曝九次，候干为末。日三次，酒服方寸匕，不饥，延年益寿。

其月，无子者，遇下雨时夫妻各饮雨水一杯，入室，当时有孕。

元日，昧爽，当寅之际，饮屠苏酒。见十二月。

其日，子后丑前，吞赤小豆七粒，椒酒一合，吉。

其日，服赤小豆二七粒，面东，以齑汁下，能辟一年疫疠之气。

其日，男吞赤小豆七粒，女吞二七粒，竟年不病。

其日，赤小豆、麻子二七粒，置井中，辟瘟病，甚效。

其日，造五辛盘，谓五熏炼形。注曰：五辛，所以发五脏气。止忌食生葱，令人面上起游风。

其日，有腋气者，清旦取自己小便，洗之，大效。

其日，烧术及饮术汤，大辟瘟病。

其日，不可脱绵衣，宜食仙粥。凡粥有三等。一曰地黄粥，以补虚。取地黄四两，捣取汁，候粥半熟即下，以绵裹椒一百粒，生姜一片，投粥中，候熟出之，下羊肾一具，去脂膜，细切如韭叶大，加少盐，食。二曰防风，能去四肢风。二大分，煮取汁作粥。三曰紫苏，能去滞气。取紫苏子熬令黄香，以水研，滤取汁，作粥食，大能顺气。

太虚真人曰：常以春甲寅日、夏丙午日、秋庚申日、冬壬子日瞑卧时，先捣朱砂、雄黄、雌黄三物，等分为末，以绵裹如枣大，临卧塞两耳中，此消三尸炼七魄之道也。明日日中时，以东流水沐浴，毕，更其床席，易其衣冠履物，及洒扫于寝床下，通令所居之处洁净。枕卧向下，闭气，握固下元，良久。微祝曰：天道有常，改易故新。上帝吉日，沐浴为真。三气消尸，朱黄安魂，宝炼七魄，与我相亲。此道乃消炼尸秽之神法，改易真形之秘诀也。四时各取一日为之。

《道藏经》云：欲除尸虫之法，春月择甲乙夜，视岁星所在朝之，再拜，正心，窃祝曰：臣愿东方明星君扶我魂，接我魄，使我寿命长年，同如松柏。愿除臣身中三尸九虫尽皆消灭，频行之，效。

春宜服小续命汤五剂，诸补散各一剂，百病不生。

立春后，有庚子日，宜温芜菁汁，合家大小并服，不拘多少，可除瘟疫。芜菁即蔓菁。

【**点评**】此节专论服食，介绍了多个服食方。时至正月，冬气已衰，肾脏失时，故易受病，此时服食一些补益肾气的药物大有必要。唐代孙思邈指出："正月肾气受病，肺脏气微，宜减咸酸，增辛辣味，助肾补肺，安养胃气。"此节所载服食之品多为草木药物，如商陆、黄精、白术、赤小豆等。饮食上以粥饭为佳。书中提到的"一曰地黄粥，以补虚""二曰防风，能去四肢风""三曰紫苏，能去滞气"三种粥，确为安补肺肾的有效方。

【禁忌】

其月，日时不宜用寅，犯月建，百事不利。

其月，初三、初八、十一、二十五、三十日，谓之龙会日，忌行船。初七、二十一，忌交易、裁衣。

其月，禁止伐木覆巢毁胎卵。禁兴兵。勿杀生。

其月，初婚忌空床，多招不祥，不可不谨。不得已者，当以薰笼置床上，禳之。

其月，勿食虎豹狸肉，令人伤神损寿。勿食鼠残之物，能生鼠瘘疮，小便下血者，是此病。勿食生葱，使人面上起游风。勿食梨，以魇别离之意。勿食鲫鱼头，其中有虫。

月忌：夫妇戒容止，犯者减寿，切宜忌之。朔望日各减一纪，晦日减一年，初八上弦、二十三下弦、上元各减五年，庚申、甲子、本命减二年。初三，万神都会，及十四、十六，三官降，犯者百日中恶。二十八日，人神在阴，忌之。

立春并社日，勿食疟。如食，至娶妻拜门日，腰间有声如嚼疟，皆以为戒。

春冰未泮，衣欲下厚上薄，养阳收阴，继世长生之术也。太薄则伤寒霍乱，饮食不消，头疼之疾并作。

元日，遇道士得生尫吉，忌冢门之徒。

春宜避风，或伤于风，夏必飧泄。

春三月，故气乃发，宜夜卧早起，不然则伤肝，至夏成寒变之疾，切宜忌之。

【点评】春季是万物复苏和生命孕育的季节，文中提到禁止砍伐木材，禁止毁巢取卵，禁止杀害幼虫、乳兽、雏鸟，不可兴兵征伐等。这些禁令无不表现出朱氏对包括人、鸟、兽、草木在内的一切生命的敬畏、关怀，蕴含着可贵的仁爱思想和人文精神，至今仍然有着普遍的教育意义。

仲春之月

【候气】

惊蛰　日在壁宿之度，去极九十五度，天表影长八尺五寸四分。日出卯入酉，昼四十九刻，夜五十一刻。惊蛰之五日小桃华，次五日仓鹒鸣，后五日鹰化为鸠。

春分　日在奎宿之度，去极八十九度，天表影长七尺五寸五分。昼五十刻，夜五十刻。春分之五日玄鸟至，次五日雷乃发声，芍药荣，后五日始电。天道西南行，作事出行俱宜向西南。

【**点评**】仲春之月包含惊蛰与春分两个节气。惊蛰时分太阳运行到壁宿的位置，日出卯时日落酉时，昼夜时长差距越来越小。惊蛰过后桃花开始盛放，黄鹂开始鸣叫，老鹰开始孵化小鸠。此后气温回升，雨水增多，春雷乍动，万物苏醒。

【月占】

月初雷震，其月无雨，如有，只是微雨，主五、六、七月旱，禾不收。

其月，初八日大冷，主牛马灾。社日雨，大水。

其月，行秋令，大水寒气总至，贼盗并起。行冬令，阳气不胜，麦不熟，民相掠。行夏令，大旱，暖气早来，虫螟为害。

月内三卯，有则宜豆，无则早种禾。

【时俗】

其月，上丑日取土泥蚕屋，宜蚕。上辰日取道中土泥门，辟官事。上壬日取土泥屋四角，大宜蚕。乙酉日日正中时，夫妇北首容止，有子即贵。

初八日，周庄王九年，鲁庄公七年，建卯之四月八日夜，恒星不现，星殒如雨。西胡有神名释迦者曰佛，生于是日，中国人有奉胡教者，则祀胡神。其日作黍角，以祀之。周建子为岁首，即今之二月乃周之四月也。不知理者，皆以四月八日祀之，非也，不可不知。

其日，宜庶人之家乞取过养义子归家，主人大富。明年此日，出野田中采蓬茨，向门前以祭之，谓之迎富。

惊蛰日，以石灰掺门限外，免虫蚁出。

社日，小学生以葱击竹竿上，于窗中托之，谓之开聪明；又以蒜，欲求能计算也。

其日，学生给暇，幼女辍工，如是日不暇，令人懵懂。小儿亦可穿耳。

【点评】"时俗"一节载录仲春时节的民间习俗，很有意思。在惊蛰日"以石灰掺门限外，免虫蚁出"，是民间预防惊蛰前后虫蚁出没家中的办法。在祭祀社神的日子里，"小学生以葱击竹竿上，于窗中托之，谓之开聪明；又以蒜，欲求能计算也"，是古人对小儿的关爱，对后辈成长的期望。皆属于极具节令特色的习俗。

【吉辰】

初一日，天正节，又名中和节。翊圣保德真君下降。冲应太虚王真君、诚应妙远郭真君，同飞升。

初二日，鲍翊真人于嵩山遇三皇太乙救苦天尊下降，天曹掠剩下降。

初三日，北极北斗下降。

初四日，南斗星君下降，六司下降。

初五日，北极天蓬都元帅下降。

初六日，东极东华帝君降生。

其日，建玉枢会，以保一年之安。

初七日，西斗翊圣真君下降，北斗出游。

初八日，芳春节。太上玉晨大道君登玉霄琳房，四盼天下。太素三元君朝真，真武下降，南斗下降，天帝游东井。

初九日，东斗下降，北阴下降。

初十日，长生保命天尊下降。

十一日，大慈大悲天尊普救三界一切众生脱离苦难，消灾解厄天尊下降。

十二日，尹虔子、张石生、李方回三真人，同飞升。

十三日，中元葛真君诞生。

十四日，闾丘方远真人飞升。

十五日，真元节三教宗师太上老君混元道德皇帝诞生，西斗下降。

十六日，天曹掠剩大夫下降。

十九日，北阴下降。

二十三日，翊圣保德真君下降，北斗出游。

二十五日，辛罗金真人飞升。

二十六日，北斗出游，虚静冲素徐真人诞生。

二十七日，北极北斗下降。

二十九日，北阴圣母下降。

三十日，大慈大悲大慧真人降现。

【养生】

其月上卯日，沐发，愈疾，有沉疴者用之皆愈。

其月，可服夹衣。

其月，采术，蒸曝九次，候干为末。三次，酒服方寸匕，不饥，延年益寿。

初二日，采枸杞煎汤沐浴，令人光泽多寿。

初六日，沐浴斋戒，宜蒙天福。黄昏时沐浴，令人轻健。初八日同。

二十五日，谓之天仓开日，宜入山修道。

【点评】惊蛰二月节，春分二月中。《春秋繁露·阴阳出入》指出："春分者，阴阳相半也，故昼夜均而寒暑平。此时节肝气旺盛，极易动怒，养生者当和其志，平其心，勿极寒，勿太热，安静神气，以法生成。"因此，调和肝气是仲春养生的第一要紧事。书中提到的沐浴之法，"采枸杞煎汤沐浴，令人光泽多寿"；"黄昏时沐浴，令人轻健"等，亦不失为舒缓肝气的手段。

【服食】

其月初旬，便须灸两脚三里，绝骨对穴，各七壮，以泄毒气，至夏无脚气冲心之疾，仍服消风去湿药。

其月，取百合根，曝干，捣作面，细筛，能益人。

其月晴日，取山药洗去土，以刀刮去黑皮，及第二重白皮，将山药于净纸上，置筛中晒，至夜收于纸笼内，着微火养之，至次日晒干为度。如未干，天色阴，即火焙，便为干山药，入丸散用。其第二重白皮，依前别晒，焙取为面，大能补益。三月亦可。

其月吐痰，缘中年困惫，至于风劳气冷，皆起自痰涎。可取牛蒡子一合，以羌活一两，同牛蒡子捣为末，五更初用新汲水一碗，搅令匀，东向服之，便卧，良久以鹅翎搅喉膈吐之，以盆盛接，勿令起坐，凡是壅滞，痰涎出尽，至黄胆水最妙。盥漱讫，取蒸饼，火炙令黄，吃之，仍煎姜蜜汤下，至老不染瘴疠，纵病不能害人。

丁亥日，取桃、杏花，阴干为末，至戊子日，和井花水服方寸匕，日三服，疗妇人无子，大验。

春分后，择吉日，宜服神明散。其方用苍术、桔梗各二两，附子二两，炮乌头四两，炮细辛一两，同捣为末，缝囊盛之。一人带，一家无病。有染时气者，新汲水调方寸匕服之，取汗便瘥。

凡社日，饮酒能治耳聋。

【点评】二月肝值旺相，肾气微，宜助肾养肝。根据孙思邈的摄生理论，"二月肾气微，肝正旺，宜戒酸增辛，助肾补肝。宜静膈，去痰水，小泄皮肤，微汗以散玄冬蕴伏之气"，应多食韭、葱、姜、山药、百合等，也可将山药、百合根晒干作为药食用。需要指出的是，篇中载录的神明散是中医疫病防治的著名方剂，值得进一步发掘整理，以便推广应用。

【禁忌】

其月，日时不宜用卯，犯月建，百事不利。

其月，毋竭川泽，毋焚山林，省囹圄，毋肆掠。

其月，初三、初九、十二、三十日，谓之龙会朝天日，忌行船及修造船。

其月，行途之人勿饮阴地流泉，令人发疟瘴，损脚。

其月，初四、十九日，忌交易裁衣。

其月先雷，三日发声，夫妇戒容止，不然生子不备，多凶，犯者减寿，切宜忌之。朔望日各减十年，晦日减十年，初八上弦、二十三下弦各减五年，庚申、甲子、本命减二年，春分、社日各减四年。初三日万神都会，及二十八日人神在阴，犯者百日中恶。

其月，不可吊丧问疾。

其月乃肾脏气微，肝脏正王，宜净膈去痰，宣泄皮肤，令得微汗，以散去冬温伏之气。

忌远行，水陆并不可往。

勿食梨，勿食生冷，勿食黄花菜及陈淹菜，发痼疾，动痼气。勿食大蒜，令人气壅，关膈不通。勿食鸡子，滞人气。勿食小蒜，伤人志性。勿食鱼肉，仙家大忌。勿食兔肉，令人神魂不安。勿食狐狢肉，伤人神。

春社日，人家当令儿女夙兴则寿，若宴起，有神名社翁社婆者遗屎其面上，其后面白或黄者，是其验也，切宜忌之。

【点评】此节主要讲述了二月的禁忌事宜，告诫人们不可使河川湖泊之水枯竭，不可用火焚烧山林，不可大肆掠夺，不宜大兴土木，应顺应春生之气。"行途之人勿饮阴地流泉，令人发疟瘴，损脚"等，提醒人们注意饮水卫生。要求人们检点自己的行为，警戒世人平素要勤加检视，时刻注意培养自己的德行。

季春之月

【候气】

清明 日在娄宿之度，去极八十三度，天表影长六尺五寸五分。日出卯入酉，昼五十三刻，夜四十七刻。清明之五日桐始华，次五日田鼠化为鴽，牡丹华，后五日虹始见。

谷雨 日在胃宿之度，去极七十七度，天表影长五尺五寸六分。昼五十五刻，夜四十五刻。谷雨之五日萍始生，次五日鸣鸠拂其羽，后五日戴胜降于桑。天道北行，作事出行俱宜向北。

是月，生气乃盛，阳气大兴，勾者毕出，萌者尽达，雨水将降，下水上腾，修利堤防，开通道路，后妃亲蚕，祀郭门磔攘，以毕春气。

【点评】季春是生气勃勃、充满活力的盛春时节，呈现出"勾者毕出，萌者尽达"的景象。此月有清明、谷雨两个节气。清明时分，太阳运行到娄宿的位置，日出卯时日落酉时，白昼开始变长。清明过后桐树、牡丹始开，田鼠变成鹌鹑，雨后彩虹出现，呈现出一派蓬勃生机。

【月占】

其月初旬，雷不鸣令不行。初三晴，桑蚕盛，雨不宜。

其月十六日，河伯渡江前后三日，内有大风。

其月，行冬令，寒气时发，草木皆肃，人有大恐。行夏令，民多疾疫，时雨不降，山陵不收。行秋令，天多沉阴，淫雨蚤降，盗贼并起。初三大风，果不实。

月内三，有则宜豆，无则宜麻麦。

【时俗】

其月木旺，火气将发，阳气盛长之时，当取东方榆柳之木于庭前钻燧以取火，先期合家尽息其火，乃以新火而换旧火，大吉。

其月，蚕上箔，宜生旺开日。

初三日，妇女乐春之戏，于绿杨杏花之中缚秋千以蹴之，谓之荡散一年晦气。

其日，出嫁女归家，问省父母，谓之归宁。

其日，取荠菜花或苦练花铺灶上及床席下，辟虫蚁。

其日，采艾叶悬挂户牖，以备一岁之灸。用凡灸，避人神之所在。

寒食日，取黍穰于月德上造土，墼一百二十枚安宅福德上，令人致富。

清明前二日夜鸡鸣时，炊黍米熟，取沸汤遍洗井口瓮边地，则无虫蚁。

清明日日未出时，采荠菜花枝候干，夏月置近灯烛，能令蚊虫不侵。

其日，用熨斗内着火炒枣子于卧帐内上下，令烟气出，令一人问炒甚的，答曰：炒狗蚤，凡七问七答，后则不生。

【**点评**】季春时节的习俗顺应三月的时令特征。季春之时四处都是生机勃发的景象，更宜外出活动，如"取东方榆柳之木于庭前钻燧以取火"，以新换旧谓大吉；又如"出嫁女归家，问省父母，谓之归宁"，反映出朱氏生活年代的风俗习惯。

【吉辰】

初一日，九垒土皇君上诣波梨答恕天，奏陈九地学道德仙人名于四天之主。

初二日，天曹掠剩下降。

初三日，荡邪之日，北方镇天真武诞生，葛仙翁上升，太乙救苦天尊下降，北极北斗下降，翊圣真君下降，五方雷神下降。

初五日，南斗下降，天蓬元帅下降。

初六日，玄洲上卿苏仙君升仙，天帝游东井。

其日，建玉枢会，以保一年之安。

初七日，西斗帝君下降，太素三元君朝真。

初八日，元始天尊降元阳上宫，集会太罗大梵天帝演说灵宝要法，度三界五道一切含灵。

初九日，真武下降，东斗下降，北阴下降，蓬莱都水使者下降。

初十日，长生保命天尊下降。

十一日，消灾解厄天尊下降。

十五日，元始天尊游玉京元阳上观，集会三界神仙真圣，演说道妙。西斗下降。

十六日，天曹掠剩下降。

十八日，太上老君下降，太清宫先天元后降现，后土皇地祇降生。

十九日，南斗下降，翊圣真君下降，北斗下降。

二十五日，天蓬下降。

二十六日，翊圣真君出游，北斗出游，杜昺真人升仙。

二十七日，北极北斗下降。

二十八日，太乙月孛星君降现。

二十九日，北阴下降。

【养生】

其月，宜入山修道。

其月，宜服单衣。

其月末一十八日，省甘增咸，以养肾气。

初三日，取枸杞菜煎汤沐浴，令人光泽不老。

其日，取桃花末收之，至七月七日，取乌鸡血和涂面及身上，二三日后，肌白如玉。

其日，采艾及蔓菁花，疗黄病。

其日，取黍曲和菜作羹，以辟时气。

其日，取桃叶捣取汁七升，以醋一升同煎，至五六分服之，尸虫俱下。桃根亦可。

初六日，夜沐浴，令人无厄。

其日，申时洗头，令人利官，身体光泽。

初七日，平旦浴及日暮时浴，并招财延生。

十一日、十三日，宜拔白。

二十日，谓之天仓开日，宜入山修道。

二十七日，宜沐浴，令人神清气爽。

【点评】季春之月，天地发陈，万物俱生。此月宜入山修道，衣着应以单衣为主，以防大汗。疗病方面，可"采艾及蔓菁花，疗黄病"；"取黍曲和菜作羹，以辟时气"。饮食上，本月末的十八天宜减甘增咸补养肾气，可取桃叶捣取汁与醋一升共同煎服，避尸虫。

【服食】

其月，宜造松花酒，用糯米一斗，淘百遍蒸之，摊冷入神曲五两，酿酒候熟。每酒一升，入松苔如鼠尾者三两枝，细剉，以绢袋盛之，投于酒中。至五日后，每服三合，日三服，久则成仙。

其月，入衡山之阴，取不见日月松柏，炼而服之，能遇仙。服之百日，耐寒暑；二百日，五脏补益；服之五年，即见西王母。

其月，采商陆如人形者，阴干为末，用面十斤，米三斗，天门冬末一升，酿酒。每日服之，使人通神，令人不老长生，去三虫，治百病，诸毒不能伤。

其月，采桃花未开者阴干百日，与赤楬等分，捣和腊月猪脂，涂秃疮，神效。

其月，羊粪晒干烧灰存性，和轻粉、麻油，可付恶疮，一名百草霜。

寒食日，以厚纸作袋，盛面挂当风处。中暑，水调服。

其日，水浸糯米，逐日换水，至小满日漉出，晒干炒黄，碾为末，水调，疗打扑伤损，又治诸疮肿。

其日，采蓼芽曝干，治气痢。用时捣罗为末，食前米饮调下一钱，最效。

【点评】饮食方面，三月宜饮松花酒。此外，三月还宜将百合根晒干，捣为面服；或取山药去皮，焙干做面食，可补虚弱，健脾开目。

【禁忌】

其月，日时不宜用辰，犯月建，百事不利。

其月，勿久处湿地，必招邪毒。勿大汗当风，勿露体星宿下，以招不祥。勿发汗，以养脏气。勿食马肉，令人神魂不安。勿食獐鹿等肉，损气志。勿食韭，发疾，俗传益人心，谬也。勿食生薤、小蒜，伤人志。勿食血脾，乃是季月土旺在脾故也。勿食蛟龙鱼肉，令人饮食不化，发宿病，神气恍惚。勿食陈淹菜，名曰菹，能令夏生热病，发恶疮。勿食生葵，令人饮食不消化，发宿疾。勿食鸡子，终身昏乱。勿食鸟兽五脏，及一切果菜、五辛等物，则大吉。

月忌：夫妇戒容止，犯者减寿，切宜忌之。朔望日各减十年，晦日减一年，初八上弦、二十三下弦各减五年，庚申、甲子、本命减二年。初九日牛鬼初降，二十八日人神在阴，犯者百日中恶。

其月，初一、十六日，忌交易、裁衣。

【点评】禁忌方面，三月勿久坐湿地，以免招邪毒；勿大汗当风或露体于星宿下，以免招致不祥；勿发汗，以养脏气；坐卧应向东北。饮食上勿食马、獐、鹿等肉，勿食韭、生薤、小蒜，勿食血脾、蛟龙、鱼肉，勿食陈腌菜等，以免引起神魂不安、饮食不化等疾。

孟夏之月

【候气】

立夏　日在昂宿之度，去极七十三度，天表影长四尺五寸七分。日出寅卯入西，昼五十七刻，夜四十三刻。立夏之五日蝼蝈鸣，次五日蚯蚓出，后五日赤箭生竹笋出。

小满　日在毕宿之度，去极六十九度，天表影长三尺五寸八分。昼五十八刻，夜四十二刻。小满之五日苦菜秀，吴葵华，鹤雏出，次五日靡草死，后五日麦秋至。天道西行，作事出行宜向西。

是月，盛德在火，断薄刑，决小罪，出轻系，蚕事毕。

【点评】孟夏之月为立夏、小满二候所主。此节描述了两候太阳所在位置及影长，并指出立夏后白昼渐长，夜渐短。同时介绍了立夏及小满后每隔五日的物候变化："立夏之五日蝼蝈鸣，次五日蚯蚓出，后五日赤箭生竹笋出"；"小满之五日苦菜秀，吴葵华，鹤雏出，次五日靡草死，后五日麦秋至"。立夏后天气渐暖，万物感阳气而动，五行属火，火炎上为苦，养生之道在于"依时而动"顺天道而行，起居作息宜以日出日落为依准。且其月盛德在火，宜断薄刑、决小罪、出轻系以涵德养性。

【月占】

夏甲子晴，秋旱，晚田全收，民多疾，小儿泄泻、痢疾。

夏甲子雨，秋旱少雨，大水一番，小水三番，其田不登，人牛疾厄，米价高，食物贵。

其月，上朔日色昏晦，万物不成，无雨，湖池焦枯，米谷平，鱼盐菜果贵。夏己卯日大风，田禾无收。

前四条，夏三月甲子，同占。

其月，初旬雷震大雨，五、六月大水，早禾全收。

其月，初八日晴，主水；雨，主旱。

其月，行秋令，苦雨数来，五谷不滋，四鄙入保。行冬令，草木蚤枯，后乃大水，败其城郭。行春令，蝗虫为灾，暴风来枯，秀草不实。

月内三卯，有则宜麻，无则麦不收。

【时俗】

初一日，祭灶。

初八日，中国人奉胡教者，其日祀胡神。详见二月。

【点评】祭灶之俗自古有之。《释名》曰："灶，造也，创食物也。"祭灶之俗最早自汉朝始，传李少君向孝武帝进献祠灶、谷道、却谷之方以表尊之。今南北方多分别以腊月二十四日、二十三日为祭灶之日，并有填仓、祭灶糖、祭灶汤等民俗。祭灶之俗体现的是"惜食"，告诫人们要珍惜粮食，不可浪费。

【吉辰】

初一日，天祺节，南方七宿星君下降。

初二日，太乙虚无真君下降。

初三日，北极北斗下降，翊圣真君下降。

初四日，真武下降，太乙救苦天尊下降，天帝游东井。

初五日，天蓬下降。

初六日，太素三元君朝真，五方雷神下降。

其日，建玉枢会，以保一年之安。

初七日，南斗下降，北斗下降，西斗下降，宜春谢真人升仙。

初八日，启夏之日，太上玉晨大道君登玉霄琳房四盼天下，太上老君西入流沙化胡，三天无上尊尹真人诞生，葛孝先真人诞生。

初九日，东斗下降，北阴下降。

初十日，长生保命天尊下降，北斗出游。

十一日，大慈大悲天尊普救三界一切众生脱离苦难，消灾解厄天尊下降。

十二日，玄中大法师下降。

十三日，三皇帝君下降。

十四日，紫极洞天纯阳灵宝吕真人诞生。

十五日，东华洞天正阳灵唯真人诞生，西斗下降。

十六日，天曹掠剩下降，十七日翊圣真君下降。

十九日，北阴下降，二十一日天猷下降。

二十二日，北斗出游，二十五日天蓬下降。

二十六日，翊圣下降。

二十七日，北极北斗下降。

二十八日，太上老君集会三界十极群仙。

二十九日，北极圣母下降。

【养生】

初四日，日未出时沐浴，令人无讼。

初七日，沐浴，令人大富。

初八日，取枸杞煎汤沐浴，令人光泽，不病耐老。

初九日，日暮时沐浴，令人长命。

十六日，宜拔白，则黑。

其日，谓之天仓开日，宜入山修道。

其日，宜食补肾助肺之物，调和胃气，无失其时。

夏三月，丁巳、戊申、己巳、丑、未、辰日，宜炼丹。

夏三月，每朝空心，吃少葱头酒，令血气通畅。

夏三月，有患风毒脚气者，因肾虚而得。人生命门，属于右肾，夏月肾气衰绝，若房色过度，即伤元气而损寿，宜戒之。当服补剂。

夏三月，宜用五枝汤澡浴，讫，以香粉傅身，能除瘴毒、疏风气，活血脉。其方用桑枝、槐枝、楮枝、柳枝、桃枝各一握，麻叶二斤。上件六味，以水一石，煎至八斗许，去滓温浴。一日一次。其傅身香粉方：粟米一斤作粉（如无粟米，以蛤粉代之），青木香、麻黄根、附子（炮裂）、甘松、藿香、零陵香、牡蛎，已上各一两。上件八味，杵罗为末，以生绢袋盛之，浴毕傅身。

【点评】"养生"一节主要介绍了沐浴之道及饮食之要。朱氏指出沐浴之道当因时而异，并可用枸杞、五枝汤方等煎汤沐浴，浴后以麻黄根、附子等活血疏风、温阳行气之品制成的香粉方傅身，以除瘴毒、疏风活血、却病延年。同时夏月宜多食补肾助肺之物，晨起空腹饮葱头酒以通畅血气；并当戒房事，以防肾气衰绝。

【服食】

十六日，宜服新衣，宜进温食，宜服暖药，宜食羊肾羹，其法：以菟丝子一两，研煮取汁，滤之，溲面服之，仍以羊肾一具，切炒，作羹服之，尤疗眼暗及赤痛。

其日，阴气入藏于五内，宜服附子汤。其方：用附子一枚，炮令焦为末，分作三服。以生姜一片，用水一升，煎取五合，明早空心服。少年及热疾者不可服。

其日，宜饮桑椹酒，尤治风热之疾。亦可造椹煎，其造椹煎法：用椹汁三斗，白蜜两合，酥一两，生姜汁一合，以百沸汤煮椹汁，取三升入盐酥等，煮令得所，于净器中贮之，每服一合，和酒服，理百种风疾。

夏丙午日，太虚真人一法，见正月。

夏三月，宜食苦荬菜，能益心。

夏七十二日，省苦增辛，以养肺气。

【点评】所谓"阳气足则百病不生"。孟夏服食之道当以温补助阳之品为主，以羊肾、桑椹等补益肝肾，却病延年。此节介绍了羊肾羹、附子汤、桑椹酒等药食方的制作之法。诸方秉持药食同源之道，寓食养之道于日常饮食生活之中，今人可多借鉴之。

【禁忌】

其月，日时不宜用巳，犯月建，百事不利。

其月，初八、十二、十七、十九日，谓之龙会日，忌行船。

初九、二十五日，忌交易、裁衣。

其月为乾，生气在卯，死气在酉，万物以成，天地化生。勿冒极，勿大汗，勿暴怒，勿暴露星宿，皆成疾。勿露卧，令皮肤厚成癣，或成面风。凡卧欲得头向东，有所利益。勿食鸡肉及菹鸡肉，恐生内疽在胸腋间，男子败阳，女人绝孕，能生虚劳之气。勿食蛇肉、鳝肉，损神害气。勿食生蒜，伤人神，损胆气。勿食诸心，勿令饮酒大醉，勿枕冷器铁石等物，令人眼暗。

其月，不得入房，避阴阳纯用事之月也。夫妇戒容止，犯者减寿。朔望日各减十年，晦日减一年，初八日上弦、二十三日下弦各减五年，庚申、甲子、本命减二年，初八日万神善化，犯之失喑，其夜善恶童子降，犯者血死。二十八日人神在阴，切宜忌之。

初八日，不宜远行，宜安心静念，沐浴斋戒，必得福庆。

夏三月，宜晚眠早起，感天地之清气，令人寿，宜忌暴怒，则气得泄，若多怒，则伤心，秋为疟疾。

立夏后至九月，食隔宿汤、水、肉、菜等物，生恶疮。隔宿水洗面漱口，损神。

【点评】所谓"虚邪贼风，避之有时"。此节介绍了四时起居及饮食中的诸多禁忌，告诫人们起居情志当顺应四时阴阳，勿冒极、勿大汗、勿暴怒、勿露卧，宜晚睡早起，注意防止六淫邪气侵犯人体，保持心情愉悦。饮食当忌鸡肉、蛇肉、生蒜等品，违者易伤心神、损胆气。还提醒人们注意饮食卫生，夏季气温高，食物易变质，忌食隔夜食物。

仲夏之月

【候气】

芒种 日在参宿之度，去极六十七度，天表影长二尺五寸九分。日出辰卯，入申酉。芒种之五日螳螂生，次五日鵙始鸣，后五日反舌无声。

夏至 日在井宿之度，去极六十七度，天表影长一尺六寸。昼五十九刻，夜四十一刻。夏至之五日鹿角解，次五日蜩始鸣，后五日半夏生，木槿荣。天道西北行，作事出行俱宜向西北。

是月也，日长至，阴阳争，死生分，宜斋戒，安心神，居高明，远眺望，升山陵，处台榭。

【点评】仲夏之月为芒种、夏至二候所主。此节描述了两候太阳所在位置及影长，并指出夏至日为白昼时间最长之日，同时介绍了芒种及夏至两候每隔五日的物候变化。夏至日为阳极生阴，阴阳气机交替之时，该日一阴生，宜斋戒静养，怡养心神；又宜登高望远，畅怀心胸，以待阴阳气机自然交复。

【月占】

其月，初旬无雨，至十三四日有雨，只是小雨，二十四五日无雨，主大旱。初五日有雷，三伏无暑。

其月，夏至前数日东北风，主水。二十六日有北风雨，主五谷熟。初五日有雨，人多病，果木多虫。

其月，行冬令，雹冻伤谷，道路不通，暴寇来至。行春令，五谷晚熟，百螣时起，其岁乃饥。行秋令，草木零落，果实早成，民殃于疫。

【时俗】

初五日，以五彩丝系臂，辟兵及鬼，令人不染瘟病。题曰：游光厉鬼知其名，无疾。

其日午时，聚先所蓄时药烧之，辟疫气，或止烧苍术亦可。

其日，将艾悬于门户，以辟邪气。

其日，取浮萍阴干烧烟，去蚊虫。

其日，用熨斗内以火烧一枣，置床下，辟狗蚤。

其日午时，以朱砂写"荼"字倒贴柱上，蛇蝎不敢近，写"白"字倒贴柱上，则无蚊虫，写"仪方"二字倒贴，亦妙。

其日午时，将灯草望太阳将油，咒曰："天上金鸡吃蚊子脑髓。"念七遍，吸太阳气于上，遇夜将灯草点照，辟去蚊虫。

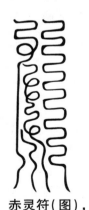

赤灵符（图），用黄素朱书。

其日，使一人堂中向空扇，一人问云：扇甚的？答曰：扇蚊子。凡七扇七问乃已，则无蚊虫。

其日，取莴苣成科者放厨柜内，辟虫蛀衣帛等物，收莴苣叶亦可。

其日，取腊水洗屋下，辟蚊蝇。

其日，书赤灵符着心前，辟兵祛瘟。百病符同

其日，取土冢上土及砖石，以瓦器盛，埋之着门外阶下，合家不患时气。

十三日，谓之竹醉日，可移竹。

夏至日，淘井水，可去瘟病。

夏至日，俗谓食百家饭则耐夏，然百家饭难得，但用姓白之家饭以当之。

戊辰日，用猪头祭灶，令人百事通泰。

【点评】仲夏之季，暑热湿气弥漫，毒虫出没。此节介绍了悬艾草、烧浮萍、大枣等避瘟病、除虫毒的方法。现代研究表明，焚烧苍术、艾草有很好的燥湿避秽、杀毒灭菌的效果。另外介绍了系五彩丝带、书赤灵符、食百家饭等习俗。

【吉辰】

初一日，延生节，太上老君传三天正法付汉天师。天帝游东井，南极冲虚妙道真君下降。

初二日，天曹掠剩下降。

初三日，北极北斗下降。

初五日，续命之辰，太乙救苦天尊下降，天蓬翊圣真君下降，真武下降，北斗出游，爇火大神生叶道元天师降伏婆罗门妖幻，救龙厄难。

初六日，建玉枢会，以保一年之安。

初九日，太上玉晨大道君登玉霄琳房四盼天下。东斗下降，北斗下降。

十一日，大慈大悲天尊普救三界一切众生脱离苦难，消灾解厄天尊下降。

十二日，宁贶节，天真上圣示现之辰。

十三日，翊圣保德真君下降，北斗出游，崇宁真君降现。

十五日，太上老君降现鹤鸣山，南极老人星下降，两斗下降。

十六日，三元采访下降。

十七日，北斗下降。

十九日，天地二气交，造化万物之辰。

二十日，翊圣下降，北斗出游。

二十一日，天猷下降。

二十五日，太平真君升仙，天蓬元帅下降。

二十八日，天休节，上元星君下降，北阴圣母元君下降。

【养生】

初一日，取枸杞菜煎汤沐浴，令人光泽，不病不老。午时亦可。

初五日，目盲者以红绢盛榴花、凡红赤之物，以拭目而弃之，谓之代受其病。

其日，取鳖爪着衣领中，令人不忘事。

其日，日未出时，取东向桃枝，刻作三寸长木人，着衣带中，令人不忘事。

其日，取萤火虫二七枚，撚白发能黑。

十一日，谓之天仓开日，宜入山修道。

二十日，宜拔白。

【点评】"养生"介绍了用枸杞菜煎汤沐浴以光泽颜面，以石榴花疗目疾，佩鳖爪、削桃枝以使人不忘事，及取萤火虫乌发等法。枸杞菜具有补益肝肾、清热明目之功效，用以煎汤沐浴可润泽肌肤，却病延年。

【服食】

初五日，取蟾蜍眉间白浆，谓之蟾酥，治恶疮。

取东行蝼蛄，治妇难产。

蓄采众药，以蠲除毒气。

取青蒿捣石灰，至午时丸作饼子，收蓄，凡金刃所伤者，为末付之。

收葵子微炒，捣罗为末，患淋疾者，食前以温酒调服一钱，最验。

取鲄、鳗、鳝似蛇等鱼骨，烧服，治久痢。

取露草一百种，阴干，烧为灰，以井花水同煮至干，醋调为饼，腋下夹之，干即易去，主腋气臭；当抽一身间疮出，以小便洗之效。

取猪齿烧灰，治小儿惊痫，米饮调服，并治蛇咬。

采苋菜和马齿苋为末，各等分，酒调，娠妇服之易产。

取白矾一块，自早晒至晚收之。凡百虫所啮，傅之效。

取晚蚕蛾头出者，生收，用竹筒两头有节者，于一头钻穿，放入蛾，塞之，令自在干死，遇有竹木等刺肉，不能出者，取少许为末，点刺上，出。

取百草头细剉，晒干，用纸裹之收，要用取一撮，以绛帛盛药，令病人面北，系里臁下，男左女右，治一切疟疾，极验。

取蒜一片，去皮，破之，刀剜小孔，令容巴豆一枚，去心皮，内蒜中，令合以竹夹，于火上炙之候熟，捣为三丸，遇患疟者，未发前一日，面东以井水吞下一丸，不瘥再服。

采蜀葵赤、白者各收阴干，治妇人赤白带下，赤者治赤，白者治白，为末，酒服之。

采桑上木耳，白如鱼鳞者，遇患喉痹时，捣碎绵裹如弹丸，蜜浸含之，便瘥。

采百草头，唯药多尤佳，捣取浓汁，以石灰三五升，同草汁相和，捣作饼子，曝干，治一切金疮血，立止，兼治小儿恶疮。

采艾见其丛似人者，收之，用灸有验，可治百病。

其日午时，采百药心相和捣成，凿桑树心作孔，入药于其中，以泥封之，候百日开，取曝干，捣作末，以付金疮。

一法：于韭畦内面东不语，取蚯蚓粪，晒干收之，或为鱼刺所鲠，以少许擦咽外，刺即消，丹家谓之六乙泥是也。

宜合疟疾鬼哭丹，先以好砒霜半两，细研，放铁铫内，以寒水石一两为末，围定，然后用碗盖，湿纸封碗缝，炭火熬烟出，熏纸黄色为度，取出，以纸摊放地上出火毒，良久，细研为末，入龙脑、麝香各少许，研匀，后以蒸饼水泡为丸，如梧桐子大，朱砂为衣，每服一丸，临发日早晨，于所祀天真前香烟上度过，面北方，井花水吞下。忌食热物鱼面及生果十数日方瘥。此药合时，忌妇人僧尼鸡犬孝服人见。如女人有疾，可令男子拈入口内，服之立效。

取葛根为屑，疗金疮断血，亦治疟。

或岁除夜收猪心血，同黄丹、乳香于此时和丸，如鸡头大，以红绢袋盛挂于门上，如有子死腹中，冷酒磨下一丸，即下。

取独头蒜五颗，黄丹二两，同捣如泥，丸如鸡头大，晒干，患心痛，醋磨一丸，服之效。

采鸡肠草阴干，烧作灰，治积年恶疮、痔疮不愈者，极效。

其午时有雨，将天雨水研朱砂，于好纸上书"龙"字如小钱大，次年五日午时有雨，黑笔亦书"龙"字如前大，二字合之，圆作小丸，治妇人难产，用乳香煎汤吞下，男左女右握出。次年午时无雨，前字不可用矣。

采映日果，即无花果，能治咽喉。

其日日中，饮菖蒲酒，入雄黄于内，谓之辟除诸疾，而禁断百虫。

其日造黍，用以祀三闾不忘其忠。

其日，及夏至日，有患嗓臭者，于日未出时，面东汲井花水一盏，作三漱门阃中，如此三十日，即口臭永除矣。

二十日，采小蒜曝干，治心烦痛，解诸毒，及小儿丹疹。

二十七日，宜服五味子汤。其方取五味子一大合，以杵臼捣之，置小瓶中，以百沸汤，入蜜少许，即封其口，置火边良久乃服。生津液，止烦渴。

夏至一阴生，宜服饵硫黄，以折阴气。

【点评】"服食"介绍了诸多药物采集、炮制、服食之法，包括蟾酥、青蒿、艾草、马齿苋、独头蒜、菖蒲、白矾、黄丹、乳香、硫黄等十几种药物在内服外用、疗疾保健等诸多方面的应用。其中以蟾酥外用疗恶疮，以菖蒲酒、马齿苋治痢等方法依然广泛应用于现代临床，且效果良好。尤其是其艾灸之法，其"简、便、廉、验"之特色尤其显著。

【禁忌】

其月，日时不宜用午，犯月建，百事不利。

其月，十五、二十五日，忌交易、裁衣。

其月，初五、十一、二十九日，谓天帝龙王朝天日，忌行船。

其月五日、六日、七日、十五日、二十五日、二十六日、二十七日，谓之九毒日，夫妇宜戒容止，犯者不过三年。朔望日各减十年，晦日减一年，初八日上弦、二十三日下弦各减五年，庚申、甲子、本命减二年，二十八日人神在阴，切宜忌之，夏至减四年。

其月，忌上屋，上屋自见其魂魄，则神不安。忌晒床席帐幕。

其月，节嗜欲，薄滋味，勿大汗当风，勿暴露星宿，皆成恶疾。勿食韭，令人乏气力，损人目，勿食血物，勿食未核果，令人发痈疖及寒热。勿食一切生菜，发百病。勿食獐、鹿、马肉，伤人神气。勿食鸡肉，生痈疽。勿食蛇、蟮等肉，令人折算寿，神气不安。勿饮厨中停水，令人患鳖瘕病也。

初五日午时，勿以鲤鱼子共猪肝食，不消化，成恶疾。勿食鳖子共鲍鱼，令人害疽黄。

夏至后，勿食肥腻饼臛之属，此与酒浆果瓜相妨，入秋节便生诸病。

【点评】起居有常，饮食有节，此两者同为却病延年之大道。此节强调起居当忌大汗当风、暴露星宿，以防为虚邪贼风所伤；饮食当节嗜欲、薄滋味，顾护脾胃，勿食韭、生菜、血物、鸡肉、獐肉等，以防生痈疽，伤神气。此外还告诫人们夏至后勿食肥腻饼臛之品，以防损伤脾胃，导致入秋后生诸病。

季夏之月

【候气】

小暑 日在鬼宿之度，去极六十七度，天表影长二尺五寸九分。日出寅卯入酉，昼五十八刻，夜四十二刻。小暑之五日温风至，次五日蟋蟀居壁，后五日鹰乃学习。

大暑 月在柳宿之度，去极七十二度，天表影长三尺五寸八分。昼五十七刻，夜四十三刻。大暑之五日腐草为萤，次五日土润溽暑，后五日大雨时行。天道东行，作事出行俱宜向东。是月水德盛昌，神农兴，粪田畴，美土疆。

【点评】 季夏之月为小暑、大暑二候所主。此节描述了两候太阳所在位置及影长，并指出自季夏之月开始昼短夜长，同时介绍了小暑及大暑两候每隔五日的物候变化。时行溽暑，气温高且多雷暴大雨，时人易感暑湿之邪，四时起居当注意预防中暑。

【月占】

其月初旬有小雷雨，主夜冷，早禾四分，晚禾六分，人多病。

其月，行春令，谷实鲜落，国多风咳，人乃流亡。行秋令，丘隰水潦，禾稼不熟，乃多女灾。行冬令，风寒不时，鹰隼蚤鸷，四鄙入保。

【时俗】

其月，遇土旺，戊日土王，用事日，祭中雷。

初二日，扫舍宇，安泰。

初六日，沐浴，令人清吉。

二十九日，宜祭祀。

【点评】季夏之月为土旺所主，土旺四季。朱氏强调季夏土旺之时宜健脾养胃，顾护中焦；宜洒扫屋舍，沐浴净身，如此既可保持居所洁净，防止虫毒伤人，又可清凉解暑，降温洁身。

【吉辰】

初一日，清灵真人下降。

初二日，天曹掠剩下降。

初三日，北极北斗下降。

初四日，翊圣真君下降，南斗下降，北斗出游。

初五日，天蓬下降。

初六日，崇宁真君降生。

其日，建玉枢会，以保一年之安。

初七日，西斗下降，真武下降。

初八日，翊圣真君下降，北斗出游。

初九日，东斗下降，南斗下降，北阴下降，五方雷神下降。

初十日，长生保命天尊下降。

十一日，消灾解厄天尊下降。

十三日，太乙真君下降。

十五日，西斗下降，冲素真人飞升。

十六日，南斗下降，潘子真真人飞升。

十七日，赵广信真人上升。

十九日，北阴下降。

二十一日，天猷下降。

二十二日，张元化真人上升。

二十四日，南斗下降。

二十五日，天蓬下降。

二十七日，北斗下降。

二十八日，十方救苦天尊下降。

二十九日，桐柏真人九华真妃降现，北阴下降。

【养生】

其月极热，扇手心则五体俱凉。

初一日，沐浴，令人去疾禳灾。

初六日，谓之天仓开日，宜入山修道。

一十四日，宜拔白。

二十七日，食时沐浴，令人轻健。

其日，取枸杞煎汤沐浴，令人光泽，不病不老。

【点评】暑月大热，防止人体为暑邪所伤为第一要务。本篇介绍了暑月扇手心降温及沐浴解暑去疾之法。手心劳宫穴为心包经荥穴，常按摩刺激可提神醒脑、清心、安神。

【服食】

其月，宜饮乌梅浆水，止渴。其法：用乌梅捶碎去核为细末，入少蜜，热汤调之。

其月，宜饮木瓜浆。其法：用木瓜削去皮，细切以汤淋之，入少姜汁，沉之井中，冷服。

其月，三伏内宜造酱。黄道日浸豆，黄道日蒸，拌黄，忌妇人入月者见，即无蜗虫。

其月，伏日作汤饼，辟恶。

三伏日，宜服肾沥汤，治男子虚羸，五劳七伤，风湿脏虚，耳聋目暗。其方：用干地黄、黄芪、白茯苓各六分，五味子、羚羊角各四分，桑螵蛸四两碎炙，地骨皮、桂心各四两，麦门冬去心五分，防风五分，磁石十二分碎如棋子大，洗至十数遍，令黑汁尽为度，入羊肾一具，猪肾亦可，去脂膜，切如柳叶，以水四升，先煮肾，耗水升半许，即去水上肥沫及肾滓，取汁煎诸药，澄清分为三服，三伏各服一剂，极补虚，复治男子百病，亦可随人加减。忌食大蒜、生葱、冷陈滑物，平旦空心服之。

【点评】暑月当以生津止渴、补益肾元为要。此节介绍了乌梅浆水、木瓜浆及肾沥汤三道药膳食方。乌梅具有极好的止渴生津、除烦安心之效，暑月多汗伤津，炎热多烦，时饮乌梅浆水可止渴除烦，今人亦有暑月饮乌梅汤凉暑的习惯。肾沥汤方以羊肾或猪肾入汤，乃中医以形补形之法，佐以干地黄、五味子、桑螵蛸、黄芪等诸多滋阴益气、解表除热之品，以疗男子虚劳百病。

【禁忌】

其月，日时不宜用未，犯月建，百事不利。

其月，初十、二十日，忌交易、裁衣。

其月，草木盛极，禁斩伐。勿兴土工，勿兴兵戎。勿举大事，以摇养气，则有天殃。勿发令，以妨农事。

其月，增咸以资肾脏。是月肾脏气微，脾气绝王，宜减肥浓之物，助肾气，固筋骨，慎贼邪之气。勿沐浴后当风，勿露卧，勿专用冷水浸手足。慎东来邪风，犯之令手足瘫痪，体重气短，四肢无力，切宜忌之。

其月无冰，不可以凉水冰饮食。水热生涎，能杀人。勿食泽水，令人病鳖瘕。勿食韭，令人目昏。勿食血脾，乃是季月土旺在脾故也。勿食茱萸，伤神气。勿食野鸭、雁等肉，伤人神气。勿食羊肉及血，损人神魂，少志健忘。勿食生葵，成水癖。勿食露葵，若犬噬，终身不瘥。勿食生葵菜，令人饮食不消化，发宿疾。

月忌：夫妇戒容止，犯者减寿。朔望日各减十年，晦日减一年，初八上弦、二十三下弦各减五年，庚申、甲子、本命减二年。初九日，牛鬼初降，犯者百日中恶。二十八日，人神在阴，切宜忌之。

初一日，忌经营。初六日，忌起土。初九、二十七日，谓之地神、龙王朝天日，忌行舡。

【点评】天之大德曰生，季月土旺在脾。朱氏谓暑月万物繁盛，当禁斩伐、兵戎；当重农事，德养万物，以养生生不息之气；起居又当谨避虚邪贼风，饮食当增咸以固藏肾气，忌寒凉冷饮，注意饮食卫生。季月土旺在脾，脾宜温宜运，且季月阳气出而里易虚，过食肥腻寒凉之品易损伤脾阳，以致百病滋生。

孟秋之月

【候气】

立秋 日在星宿之度，去极七十三度，天表影长四尺五寸七分。日出卯入酉，昼五十五刻，夜四十五刻。立秋之五日凉风至，次五日白露降，后五日寒蝉鸣。

处暑 日在翼宿之度，去极七十八度，天表影长五尺五寸六分。昼五十四刻，夜四十六刻。处暑之五日鹰乃祭鸟，次五日天地始肃，后五日禾乃登。天道北行，作事出行俱宜向北。

是月，天地始肃，农乃登，始收敛，完堤防，谨壅塞以备水潦，修宫室以备风雪，坏墙垣，补城郭，劳武士，选勇悍，修弓矢，锐甲兵，缮囹圄，具桎梏，禁止奸，慎罪邪，决狱讼，戮有罪，不当必有天殃。

【**点评**】孟秋之月包含立秋、处暑两个节气。此节介绍了立秋与处暑的星宿维度、天表影长、日出日落时刻。立秋后15日天气将寒，白露始降，寒蝉鸣，天气向冷；处暑后15日，老鹰开始大量捕猎鸟类，天地间万物开始凋零，黍、稷、稻、粱类农作物即将成熟。此候天地运气在北，故行事以北为贵；在国事及军事方面应当顺应天时，以收敛为主，修缮墙垒、屯固兵力，禁行邪风怪事。

【月占】

秋甲子晴，冬雨雪，主水，天气阴寒，人多疾难，六畜不成。

秋甲子雨，冬旱，人牛有灾，宜菜，主至次年立春人民大安。

秋己卯日大风，鱼贵。

前三条，秋三月甲子，同占。

其月，二十、二十五、二十七日雷雨大作，晚禾无虫，百物贱。

立秋前北风，主秋后有雨。

立秋日雨，主飓风，七五谷上仓，亦耗三分。

其月，行冬令，阴气大胜，介虫败谷，寇盗乃侵。行春令，其岁乃旱，阳气复还，五谷无实。行夏令，多生火灾，寒热不节，民多疟疾。

【时俗】

其月丑日，取富家中庭土泥灶，令人富。勿令人知。又云：取富家田中土涂灶，大富。

初一日，祭门。

初七日午时，取生瓜叶七枚，直入北堂，面向南立，以拭面上，疮靥即消。

其日，晒曝革裘，无虫。

其日，取守宫阴干，合以井花水，和涂女身，有文章即以月水洗之，洗不除者不淫，洗去者有奸。此出《淮南万毕术》。又按《博物志》曰：蝘蜓以器养之，食以朱砂，体尽赤，所食满七两，捣万杵，以点女人肢体，终身不灭，故号曰守宫。

其七夕之夜，谓牵牛织女之星相会于天汉，其时洒扫，于庭设筵，于露台望天汉中，有奕奕白气，光耀五色，以此为徵应，见者便拜而愿，乞富、乞寿、乞子、乞巧，但止可求一事，不得兼求，如此三年，乃验。

其日，取萤火虫、虾蟆及端午日鼠胆伏翼，和服半寸匕，三七日见鬼，可与语，能令取地藏所藏之宝物。

其日，取赤腹蜘蛛于屋下阴干百日，取涂足下，可水上行。

其月十五日，谓之中元节，士庶有祖坟，皆往拜扫，扫去旧草，重漆新土，插挂纸钱，以酒肴祭酹也。

立秋日，人未动时，汲井花水，长幼皆饮之，能除病。

【点评】本节主要介绍了孟秋之季的时俗礼节，例如取富贵之家田中土涂抹灶台以求富贵，七夕于露台望天汉中祈求福德，取生瓜叶以祛疮䰡等。

【吉辰】

初一日，先天节，太上老君上登太极朝元始祖天尊大帝，西方七宿星君下降。

初二日，天曹掠剩下降。

初三日，北极北斗下降。

初五日，天蓬下降。

初六日，建玉枢会，以保一年之安。

初七日，周灵王子乔飞升，南斗下降，西斗下降，真武下降，西王母上元夫人降现于汉武帝，九天应元保运真君降现，麻姑大仙同王方平真人降，浮丘超应真君上升。

初九日，东斗下降，北阴下降。

初十日，长生保命天尊下降。

十一日，消灾解厄天尊下降。

十五日，中元地官赦罪之辰，天真乾元之节。

其日，丁令威真人救母于北酆。是日，中国人奉天者设天坛，命仙侣荐拔祖祢于上帝；奉胡教者，命桑门荐拔祖祢于佛氏。

十六日，张元崇仙官升仙，天曹掠剩下降。

十八日，韦处元真人升仙，太真西母下降。

十九日，天猷下降。

二十三日，虞翁生真人上升。

二十四日，翊圣下降，北斗出游。

二十五日，天蓬下降。

二十七日，天帝游东井，北极北斗下降。

二十八日，西洛刘真人升仙。

二十九日，天真皇人受《轩辕黄帝六壬式图》《六甲三元遁甲造式秘经》，北阴下降。

【养生】

其月，宜入山修道。

秋三月，戊戌、己亥、庚子、辛亥日，宜炼丹。

秋三月，宜早卧早起，与鸡晨俱兴。

其月宜足脑俱冻，不宜戴毡暖之帽，以取神气清爽。

初七日，取百合根熟捣，用新瓦器盛之，密封挂于门上，阴干百日，拔白发，用药搽之，即生黑发。

其日，取萤火虫二七枚，撚白发自黑。

其日，取蜘蛛网一枚着衣领中，令人不忘事。又，七夕日取蜘蛛阴干内衣领中，令人不忘事。

其日，取露蜂蛹子百枚阴干，碾为末，用蜜调涂，可除面黵。

十五日，取神座下土着脐中，令人多智。

其日，取赤浮萍，用筲箕盛之，放水桶上，晒干为末。遇冬雪，寒水调三钱服。又，用汉椒末拌浮萍末擦身上，热不畏寒。

二十三日，沐浴令发不白。

二十五日，沐浴令人长寿。

其日，早食时沐浴，令人进道。

二十八日，宜拔白，终身不白。

凡卧，秋欲得头向西，大吉，作事利益。

【点评】孟秋之节的养生之道在于收敛，故应早睡早起，足脑俱冻则神清气爽。此季节百合根、萤火虫皆有生黑发之功，故取而用之。而蜘蛛谐音"锱铢"，携之可记事于心；蜂蛹内含生机，结合孟秋寒凉可祛面黵；此时沐浴则使人精气充沛而黑发不老。秋季对应的方位为西，故向西而益。

【服食】

其月，中暑者，宜食竹叶粥。其法：取淡竹叶一握，栀子两枚切，熬以水煎，澄取清汁，入细粳米研取汁，下米于竹叶栀子汁中，旋点泔煮之，候熟下盐花，进之。此方难，服用者少。

其月，宜服八味地黄丸，治虚羸百疾众所不治者，久服轻身不老，能摄养者成地仙。如秋初夏末，热气酷甚，不可于中庭脱身背受风取凉，五脏俞穴并会于背，或令人扇风，或袒露手足，中风之源。

若初染诸疾，便宜服八味地黄丸。其方：用好熟地黄八两，山茱萸去核、山药各四两，白茯苓去皮、泽泻去土净、牡丹皮各三两，去心肉桂去粗皮一两，附子一两去皮、脐炮裂，上为细末，炼蜜，丸如梧桐子大，每服五十丸，空心温酒送下。春夏去桂、附，加五味子二两。

初七日，取麻粃一升，人参半升，蒸令气尽，服一刀圭，令人知未然之事。

其日，取商陆根细切，以玄水渍之，下尸虫。见正月。

其日，取菖蒲酒，服三方寸匕，饮酒不醉。不可犯铁，令人吐逆。

其日，采松子和松脂治服之。日服三四次，百日身轻，行三百里。绝谷服之，升仙。

其日，取赤小豆，男吞七粒，女吞二七粒，令人举岁无病。

其日，取苦瓜瓤白绞取汁一合，以醋一升，古铜钱七枚，和渍，用微火煎之减半，以沫点眼眦中，治眼暗。

十六日，去手足爪，烧作灰，服之能消身中九虫，下三尸。

立秋日，以水吞小豆，止白痢。

其日，太阳未升，采楸叶熬为膏，傅疮疡立愈，谓之楸叶膏。

其日，小腹多冷者，用古砖煮汁服之；有哕气者，烧红熨患处，三五度瘥。

秋庚申，太虚真人一法。见正月。

【点评】此节主要介绍了孟秋时节养生饮食之要。竹叶粥清凉利湿，孟秋之季服用可解蕴郁于身的暑夏炎热之气。八味地黄丸调补阴阳而和时节，久服蕴养真元而益寿，亦可治初染之疾。还有例如下尸虫之方、饮酒方、轻身方、眼暗方等，皆是此季节保养身体的服食方剂。

【禁忌】

其月，日时不宜用申，犯月建，百事不利。

其月，初八、二十二日，忌交易、裁衣。

其月，初七、初九、十五、二十七日，谓之神杀交会日，忌行船。

其月，勿食莼，上有蝎虫杀人。勿食薤，损目。勿食茱萸，伤神气。勿食生蜜，令人暴下霍乱。勿食獐肉，动气。勿食诸肺，勿食雁，伤神。勿食猿猴肉。

初七日，勿想恶事，况为者乎，仙家大忌。

立秋日，不可浴，令人皮肤粗燥，多生白屑。后五日，瓜不可食。

月忌：夫妇戒容止，犯者减寿。朔望日各减十年，晦日减一年，初八上弦、二十三下弦、中元各减五年，庚申、甲子、本命减二年，初三日，万神都会，及十四、十六日三官降，犯者百日中恶。二十八日，人神在阴，切宜忌之。

【点评】此节总结了孟秋之月应注意的事项，如其月初八、二十二日忌交易、裁衣；初七、初九等日谓之神杀交会日，忌行船。在饮食方面勿食莼、薤、茱萸、生蜜、獐肉等，避免食物中毒。初七避免心想恶事。立秋之日性凉燥，忌沐浴，否则皮肤粗糙易起皮。

仲秋之月

【候气】

白露　日在轸宿之度，去极八十四度，天表影长六尺五寸五分。日出卯入酉，昼五十二刻，夜四十八刻。白露之五日鸿雁来，次五日玄鸟归，后五日群鸟养羞。

秋分　日在角宿之度，去极九十度半，天表影长七尺五寸五分。昼五十刻，夜五十刻。秋分之五日雷乃收声，次五日蛰虫坯户，景天华，后五日水始涸。天道东北行，作事出行俱宜向东北。

是月，杀气浸盛，阳气日衰，养衰老，申严令，禁奸邪，正刑律，不当反受其殃。筑城郭，建都邑，穿窦窖，修囷仓，易关市，来商旅以通远人，纳货贿以便民事，命圃人畜菜，农人植麦，厚土炕，猎狐狢取皮制裘褐，以御霜雪。

【**点评**】仲秋之月乃秋季的第二个月，是时主白露、秋分二气。而白露分为三候，一候鸿雁来，二候玄鸟归，三候群鸟养羞。说明此节气正是鸿雁南飞、百鸟贮粮的时节，可见白露实际上是天气转凉的象征。秋分亦有三候，一候雷收声，二候蛰虫坯户，三候水始涸，气温渐降，万物俱藏。

【月占】

其月，雷鸣有雾，虹霓见，四方拱过，主冬无雪无菜。

其月十五夜阴晦，主次年正月十五阴雨。

其月，行春令，秋雨不降，草木生荣，国乃有恐。行夏令，其国乃旱，蛰虫不藏，五谷复生。行冬令，风灾数起，收雷先行，草木蚤死。

【时俗】

其月，上戊先日上丁，祀孔子。

其月，辰日施钱一文，得倍利。

【点评】民间习惯在仲秋之月祭祀孔子以求功名，而施舍善财可得富贵。中秋节由仲秋祭月演变而来。古时有"春祭日，秋祭月"的民俗活动。祭月反映的是古人对"月神"的崇拜。秋分曾是传统的"祭月节"。

【吉辰】

初一日，逐甘之日，尹太和真人升仙。

初二日，太素三元君朝真，天曹掠剩下降。

初三日，北极北斗下降，翊圣真君下降。

初五日，雷声天帝下降，朱孺子真人上升。

初七日，西斗下降。

初八日，太乙救苦天尊下降，南斗下降。

初九日，元成节青华帝君下降，东斗下降，北阴下降。

初十日，长生保命天尊下降。

十一日，消灾解厄天尊下降，北斗出游。

十三日，真武下降。

十五日，太极玉皇太姥武夷显道真君下降，轩辕黄帝乘龙上升，神功妙济许真君同四十二口拔宅飞升，张谌真人拔宅飞升。

十六日，天曹掠剩下降。

十七日，太白星君下降，南斗下降。

十八日，四海龙王会东方。

十九日，北斗出游，翊圣下降，田仕文真人及申天师升仙。

二十一日，天献下降。

二十二日，南斗下降。

二十四日，潜惠彭真人举宅飞升。

二十五日，天蓬下降。

二十六日，南极老人寿星现。

二十七日，北极北斗下降，翊圣下降。

二十八日，四天奏事天河归元。

二十九日，北阴下降。

【养生】

初一日，取柏叶下露珠洗目，甚明。

其日巳后，即微火暖之，勿令冷。

初三、初七日，宜沐浴，令人聪明，大吉。

初八日，取枸杞煎汤沐浴，令人光泽，不病不老。

其日，不宜昼眠。

初十日，以朱点小儿额，名为天灸，以厌疾也。

十五日，金精盛旺之时，学仙之徒宜治鼎铸剑，采药进火。

十九日，宜拔白。

二十二日，日出时沐浴，令人无灾祸。

二十五日，谓之天仓开日，宜入山修道，宜沐浴，大吉。

【点评】仲秋之月天始寒，应取微火暖身，以保阳气，不宜昼眠，以免神昏。秋分为"天人会月"之日，即万物春分而生，秋分而成，从秋分这天起，阴气将左右天地万物，故养生之道最重于御寒保暖，养精化藏。

【服食】

其月，采楮实，水浸去皮瓤，取子晒干，修道者服其实，轻身。

其月，宜增酸减辛，以养肝气，无令极饱。

其月，宜合三勒浆，非此月则不佳矣。其法：用诃梨勒、砒梨勒、庵摩勒，以上并和核用，各三两，捣如麻豆大。用蜜一斗，以新汲水二斗，熟调投瓮中，即下三勒末，熟搅，数重纸密封，三四日开，更搅，以干净帛拭去汗，候发定即止，密封瓮口。此月一日合，候三十日即成。味至甘美，饮之消食下气。

其月可食韭，可食露葵。

【点评】仲秋之月其味在辛，肺辛之气盛而克肝，故在服食方面应增酸减辛以补不足而损有余，而且饮食不能极饱，极饱伤脾胃进而损肝。另外可食用韭菜、露葵等偏热性的食物以纠阴阳之偏。

【禁忌】

其月，日时不宜用酉，犯月建，百事不利。

其月，初二、初五、十八、十九日，忌交易、裁衣。

其月，勿食生蒜，伤人神，损胆气。勿食胡荽，伤人神，损胆气，令人喘悸，胁肋气急。勿食姜，伤人神损寿。勿食猪肺及饧，和食之，至冬发疽。勿食鸡肉，伤人神气。勿食雉肉，损人神气，令人气短。勿食獐肉，动气。勿食芹菜，恐成蛟龙瘕，发则颠狂，面色青黄，小腹胀。勿饮阴地流泉，令人发疟，又损脚令软。勿食生蜜，多作霍乱。勿食生果子，令人多疮。勿食鸡子，伤神。勿食未经霜蟹，有毒。勿市经营，勿犯贼邪之风，勿增肥腥，令人霍乱。

秋分之日，勿杀生，勿用刑，勿处房帏，勿吊丧问病，勿大醉。

月忌：夫妇戒容止，犯者减寿。朔望日各减十年，晦日减一年，初八上弦、二十三下弦各减五年，庚申、甲子、本命减二年。初三日，万神都会，及十四、十六日三官降，犯者百日中恶。二十八日，人神在阴，忌之，秋分、社日各减四年。

初三、初八、二十七日，龙神大会，忌行船。

秋社日，人家当令儿女夙兴则寿。若晏起，有神名社翁、社婆者，遗屎其面上，其后面白或黄者，是其验也，切宜忌之。

【点评】仲秋之月应当收敛闭藏，饮食方面尽量不吃燥热破气之物，如生蒜、胡荽、姜、猪肺、鸡肉等。在秋分之日，勿杀生、用刑，以顺收藏养和之道。

季秋之月

【候气】

寒露 日在亢宿之度,去极九十度,天表影长八尺五寸四分。日出卯入酉,昼四十八刻,夜五十二刻。寒露之五日鸿雁来宾,次五日雀入大水为蛤,后五日菊有黄华。

霜降 日在氐宿之度,去极一百二十度,天表影长五尺九寸三分。昼四十六刻,夜五十四刻。霜降之五日豺乃祭兽,次五日草木黄落,后五日蛰虫咸俯。天道南行,作事出行俱宜向南。是月,收五谷,出猎畋,叙乡饮,百工休息,伐薪为炭,乃趣狱刑,毋留有罪。

【点评】季秋之月是秋季最后一个月,主寒露、霜降二气。寒露有三候。初候鸿雁来宾,鸿雁都飞往江南水滨。二候雀入大水为蛤。深秋天寒,鸟雀都不见了,古人看到海边突然出现很多蛤蜊,并且贝壳的条纹及颜色与鸟雀相似,便有了"雀入大水为蛤"之说。三候菊始黄华。菊花此时已经盛开。草木皆华于阳,独菊华于阴。霜降时节一候豺乃祭兽,二候草木黄落,三候蛰虫咸俯。意思是此节气中豺狼将捕获的猎物陈列后再食用,大地上的树叶枯黄掉落,蛰虫也在洞中不动不食,垂下头来进入冬眠状态中。

【月占】

其月,雷鸣电光,龙动大雨,主次年米贵,粟麦无收,正、二、

三、四月人饥。

其月，初九日无雨，主立冬晴，三冬雨少。

其月，行夏令，主大水，冬藏殃败，民多鼽嚏。行冬令，盗贼并起，民乃避地，其方有恐。行春令，暖风来至，民气解惰，师兴不居。

【时俗】

其月，霜降日祭旗纛①。

初九日，以茱萸插头上，辟恶气而御初寒。

其日，天欲明时，以糕一片搭儿头上，百事吉。

【点评】《周礼》中记载，大司马出师的时候很重视旗鼓的作用，要对旗纛进行祭祀。各地一般都有旗纛庙，在庙中筑台，设置军牙六纛神位。春季在惊蛰日祭祀，秋季在霜降日祭祀。明代，每年霜降日在教场祭祀旗纛，岁末祭献太庙的时候则在承天门外祭祀。这一天天未亮时人们就相互提醒，以免沉睡错过，只要听到信号，就争相赶到教场观看仪式，称之为"看旗纛"，据说如此能拔除不祥。

【吉辰】

初一日，太上道君于玉霄琼房金阙上会东华青帝宫，案集灵篇。

---

① 旗纛（dào 到）：古代军队里的大旗。古代于军队出征、班师、凯旋等军事活动中多祭旗纛之神。

南斗下降，太素三元君朝真。

初三日，九垒土皇君上诣波梨答想天，奏陈九地学道德之人于四天之主。北极北斗下降，翊圣下降。

初四日，五方雷神下降。

初六日，建玉枢会，以保一年之安。

初七日，西斗下降。

初九日，延寿之日，太上玉晨大道君登玉霄琳房，四盼天下。东斗下降，北极下降，东华帝君降现，太上救苦天尊下降，真武飞升，三天扶教辅玄天法师正一静应真君汉朝第一代天师并玉府王真人、右侍赵真人、左卿徐真人，同升仙。

十一日，大慈大悲天尊普救三界一切众生超离苦难，消灾解厄天尊下降。

十五日，西斗下降。

十六日，天曹诸司簿录生死名姓，天曹掠剩下降。

十九日，日月宫、阴阳宫合通之辰，诸天星曜上清元始分地分各照宫位。北斗天帝下降人间纪算人生命录善恶事，北阴圣母下降。

二十日，天帝游东井。

二十一日，天猷下降。

二十五日，南斗下降，天蓬下降。

二十七日，北极北斗下降。

二十九日，北阴圣母下降。

【养生】

其月，肝脏气微，肺金用事，宜增酸以益肝气，助筋血，以及其时。

其月，末一十八日，省甘增咸，以养胃气。

十六日，宜拔白。

二十日，宜斋戒沐浴净念，必得吉事，天祐人福。

其日，鸡三唱时沐浴，令人辟兵。

二十一日，取枸杞煎汤沐浴，令人光泽，不病不老。

其日，谓之天仓开日，宜入山修道。

二十八日，阳气未伏，阴气既衰，宜沐浴，可服夹衣，进补养之药。

【点评】季秋肺金气盛，肝木气微，故应增酸以益肝气，养筋柔血。月末一十八日冬季渐至，故宜省甘增咸以养肾气，以迎冬季潜藏之道。其月二十日至月末宜沐浴清心，勿有杂念，暗合冬季静谧深邃、养藏收敛之道。

【服食】

其月，采术，蒸曝九次，候干为末。日三次，酒服方寸匕，不饥，延年益寿。

其月，取商陆根服之。见四月。

初九日，采菊花，与茯苓、松柏脂丸服，令人不老。

其日，宜登高，佩茱萸，饮菊花酒，禳免凶灾，吉昌寿福。

其日，以菊花酿酒，治头风。

其日，收枸杞根浸酒服，令人不老，去一切风。

其日，以菊花曝干，取糯米一斗蒸熟，入菊花末五两，溲拌如常酏法，多用细面曲为佳，候熟，每服一杯，治头风头旋。

其日，取菊花末酒，服方寸匕，治酒醉不醒。

其日，宜进地黄汤。其法：取地黄净洗，以竹刀子薄切，曝干，每作汤时先微火熬，碾为末，煎如茶法。

【点评】秋冬之季适宜服食菊花、枸杞、地黄等，此时的药材药性最佳，药力雄厚，能滋补肺肾之阴。据民间记载，以菊花、枸杞入酒而服可治风，防秋冬季节风寒的侵袭。

【禁忌】

其月，日时不宜用戌，犯月建，百事不利。

其月，初三、初四、十六、十七日，忌交易、裁衣。

其月，初九日遇道士得生气，吉。忌冢门之徒。

其月，勿食姜，损目。勿食血脾，乃是季月土旺在脾故也。勿食犬肉，伤人神气。勿食霜下瓜，成翻胃。勿食生葵菜，令人饮食不化，发宿病。勿食生冷，以防厉疾。勿食诸姜，成痼疾。勿食小蒜，伤神损寿，魂魄不安。勿食蓼子，损人志气。勿食鸦、雉等肉，损人神气。勿食鸡肉，令人魂不安魄散。勿以猪肝和饧同食，至冬成嗽病，经年不得瘥。

初九日，勿动床席。

其月，十一、十五、十九日，龙神朝天日，忌行船。

十八日，忌远行。

月忌：夫妇戒容止，犯者减寿。朔望日各减十年，晦日减一年，初八上弦、二十三下弦各减五年，庚申、甲子、本命减二年。二十八日人神在阴，切宜忌之。

【点评】季秋的禁忌在衣食住行的方方面面都有体现：衣着方面，其月三、四、十六、十七日忌交易、裁衣；饮食方面，其月勿食姜、血脾、犬肉、霜下瓜、生葵菜等与时令之气不合的食物；起居方面，其月初九日勿动床席；出行方面，其月十八日忌远行。

孟冬之月

【候气】

立冬 日在房宿之度，去极一百七度，天表影长一丈五寸二分。日出卯辰入申酉，昼四十四刻，夜五十六刻。立冬之五日水始冰，次五日地始冻，后五日雉入大水为蜃。

小雪 日在心尾二宿之度，去极一百八十一度，天表影长一丈一尺五寸一分。昼四十二刻，夜五十八刻。小雪之五日虹藏不见，次五日天气腾地气降，后五日闭塞而成冬。天道南行，作事出行俱宜向南。

是月，农乃休息之时，坏城郭，戒门闾，修键闭，慎管籥，固封疆，备边境，完要塞，谨关梁，塞徯径，修丧葬，备衣衾，审棺椁，莹丘垄。

【点评】孟冬十月，乃冬令第一月，此月有立冬、小雪两个节气。立冬时节，太阳运行到房宿的位置，日出在卯时、辰时之间，日落在申时酉时之间，夜晚比白昼多十二刻。立冬之后水开始结冰，地面开始封冻，野鸡潜入水中变成了蛤蜊，这是一个暂停农事，开始修整闭藏的季节。

【月占】

冬甲子晴，立春后旱，人民有厄，六畜灾，种植平，雪冻寒冷，民忧。

冬甲子雨，立春后寒，雨水多，大水一番，小水三番，疫疠竞起，人灾，六畜不成，鱼贱，春草生迟，秧苗有损。

其月，上朔日晴明，其灾减半。

冬己卯日大风，六畜有灾。

前四条，冬三月甲子，同占。

其月雷鸣，大雨雪，冻损牛马。

其月，数有大霜，来年五谷熟。

其月，十六日河伯渡江前后三日内，有大风。

其月，行春令，冻闭不密，地气上泄，民多流亡。行夏令，岁多暴风，方冬不寒，蛰虫复出。行秋令，雪霜不时，小兵时起，土地侵削。

【时俗】

初一日，俗谓之鬼暇节。其日酆都罢狱，其鬼各还乡土省亲，人家其日皆设祭祀祖祢，烧寒衣。

其日，祭井。

【点评】孟冬时节的习俗顺应了冬季时令特征。冬为天寒地坼，万物肃杀凋零之季，百姓也多祭祀，初一日，"其日酆都罢狱，其鬼各还乡土省亲，人家其日皆设祭祀祖祢，烧寒衣"，表达对死者的缅怀和敬重之情。

【吉辰】

初一日，成物之日，东皇大帝生辰，王长真人降现，北方七宿星君下降，马元约天师上升。

初三日，北极北斗下降，四海九江水府诸龙王聚奏水洞。

初四日，霞卿真人、桂卿真人、湛然真人、蓬莱真人、妙然真人，降现。

初五日，天蓬下降。

初六日，天曹诸司五岳五帝注生籍。

其日，建玉枢会，以保一年之安。

初七日，西斗下降。

初九日，东斗下降，北阴下降。

初十日，太乙救苦天尊下降，翊圣下降，北斗出游，长生保命天尊下降，神霄玉清真王下降。

十一日，消灾解厄天尊下降。

十三日，南斗下降。

十五日，下元日，可行道建斋，修身谢过。九江水帝十二河源溪谷大神与旸谷神王水府灵官同下人间，校定罪福。下元水官下降，检察善恶事。西斗下降。

十八日，三天奏录之辰，天帝游东井。

十九日，北阴下降。

二十一日，天猷下降，真武下降。

二十四日，降圣节，圣母保生天尊降现。

二十五日，天符节，南极长生大帝降现，天蓬下降。

二十六日，南斗下降，翊圣下降，北斗出游。

二十七日，紫微北极大帝下降，北斗下降。

二十九日，北阴下降。

【养生】

其月，宜服寒衣。夜伸足卧，则一身俱暖。

其月，夜卧宜被盖覆用暖，睡觉睁目转睛，呵出心气，永无眼疾。

冬三月，戊寅、己卯、癸酉、未戌及壬丙、戊丁、亥土、戊癸、辛巳日，宜炼丹。

冬三月，卧须头向西，有所利益。

冬三月，宜足暖，不宜戴帽，要冻其脑，则无眩晕之疾。

冬三月，早卧晚起，待日光，必俟天晓，使至温畅，无泄大汗，勿犯冰冻，温养神气，无令邪气外至。

初一日，宜沐浴。

初十、十三日，宜拔白。

十四日，取枸杞煎汤沐浴，令人光泽，不病不老。

十六日，谓之天仓开日，宜入山修道。

十八日，鸡初鸣时沐浴，令人长寿。

冬七十二日，省咸增甘，以养心气。

【点评】孟冬之卦为全阴，又称阴月。冬者，终也，万物皆收藏也。养生方面，十月天地闭藏，水冻地寒，人当安于正，以顺其时。起居方面，人当早睡晚起，保持温暖，不泄大汗，不受冰雪侵犯，不使外邪入体，不伤筋骨，不妄针灸，以防血涩津液不行，生气在酉，坐卧宜向西方。宜服寒衣，夜伸足卧，则一身俱暖；宜足暖，不宜戴帽，要冻其脑，则无眩晕之疾。

【服食】

其月，宜进枣汤。其法：取大枣，除去皮、核，破之，于文武火上翻覆炙，令香，然后煮作汤，服之，以助脾气。

冬月，宜服钟乳酒，主补膏髓，壮阳事，益气力。

冬日食芋，不发病。

冬服药酒两三剂，立春则百病不生。

上亥日，面冬采枸杞子二升，取生地黄汁三升，以好酒二升，于磁瓶内浸三十一日取出，研令匀，以纸封其瓶口，更浸。候至立春前三日开，逐日空心饮一杯，至立春后，髭鬓变黑，补益精气，服之耐老，轻身无比。

上巳日，采经霜未落槐子，服之去百病，长生通神。

冬壬子，太虚真人一法，见正月。

【点评】饮食方面，十月以敛阴护阳为本，服食宜温，劳作宜少，去寒就温，以避寒邪，但亦勿过热，避免汗出泄气为宜。为闭藏精气，以进补为宜；为防进补太过，脾不运化，宜先健脾，饮食减咸增苦，以健脾防肾气来乘。此月宜进枣汤，其法："取大枣，除去皮、核，破之，于文武火上翻覆炙，令香，然后煮作汤，服之，以助脾气"。

【禁忌】

其月，日时不宜用亥，犯月建，百事不利。

其月，初一、十四，忌交易、裁衣。

其月，夜长内热，少食温软之物，食讫摇动令消，不尔成脚气。

其月，枕铁石冷物，令人眼暗。

其月，勿食猪肉，发宿病。勿食椒，损心伤血脉。

勿食生薤，令人多涕唾。勿食獐肉，动气。勿食猪肾。勿多食葱。勿以梨搅热酒饮之，令头旋。

初四日，勿怒罪责人，故刑官罢刑，天府大忌。

初八、十五、二十七日，东府君朝天日，忌行船。

其月，不得入房，避阴阳纯用事之月。夫妇戒容止，犯者减寿。朔望日各减十年，晦日减一年，初八上弦、二十三日下弦、下元各减五年，庚申、甲子、本命减二年。初九日牛鬼初降，犯者百日中恶。初十夜，西天王降，犯之一年死。二十八日，人神在阴，忌之。

【点评】禁忌方面，十月夜间时间长，极易产生内热，应少食温软之物，食后应摇动身体令食物消化，不然易产生脚气。此月勿食猪肉，易发宿病；不宜食椒，易损心伤血脉；勿食生薤，令人多涕唾；勿食獐肉，动气；勿食猪肾；勿多食葱；勿以梨搅热酒饮之。

仲冬之月

【候气】

大雪　日在南箕宿之度，去极一百十二度，天表影长一丈二尺五寸。日出辰入申。大雪之五日鹖鸟不鸣，五日虎始交，后五日荔挺出。

冬至　日在南斗宿之度，去极一百一十五度，天表影长一丈三尺五寸。昼四十一刻，夜五十九刻。冬至之五日蚯蚓结，次五日麋角解，后五日水泉动。天道东南行，作事出行俱宜向东南。

是月，日短至，阴阳争，诸生荡，君子斋戒，处必掩，身欲宁，去声色，禁嗜欲，安形性，事欲静，以待阴阳之所定。

是月，宜伐木取竹。

【点评】仲冬之月为大雪、冬至二候所主。此节描述了两候太阳所在位置及影长，并指出冬至日为白昼时间最短而夜最长之日，同时介绍了大雪及冬至两候每隔五日的物候变化。冬至日阴极生阳，一阳始生。阴阳气机交替之时，宜静处斋戒，蛰身藏志，安形宁心，以静待阴阳气机交定。

【月占】

冬至日起数十二日，其候应来年十二月，上半日应上半年，下半日应下半年，闰月加一日，其日为正月，次日为二月，余皆仿此。其阴晦风雨，皆可知。天元日占同。

其月，雷雪，主冻损牛马。行夏令，主亢旱，氛雾冥冥，雷乃发声。行秋令，天时雨汁，瓜瓠不成，盗贼并起。行春令，蝗虫为败，水泉咸竭，民多疥疠。

【时俗】

其月，冬至日一阳初生之时，当以阳燧取火，以消阴气，则无瘟病。

其日，于室北壁下厚铺草而卧，谓之受元气。

共工氏有不才子，以冬至日死，为疫鬼，畏赤小豆，故冬至日以赤小豆粥厌之。

【点评】冬至一阳生，顾护阳气当为第一要务。朱氏强调冬至日当以阳燧取火暖身，以消阴气寒邪，除瘟病；又当铺厚草而卧，天冻始解，气候寒湿，厚草而眠睡既可避免寒湿之邪侵犯人体，又可保暖。

【吉辰】

初一日，王洪范真人升仙，北斗出游，葛仙翁受太上三天金水策书。

初二日，天曹掠剩下降。

初三日，太上玉晨大道君登玉霄琳房四盼天下，北极下降，南斗下降。

初五日，天应节，郊祀神仙降，天蓬下降。

初六日，建玉枢会，以保一年之安。

初七日，真武下降。

初九日，东斗下降，南斗下降，北斗出游。

初十日，长生保命天尊下降。

十一日，大慈大悲天尊普救三界一切众生脱离苦难，消灾解厄天尊下降。

十四日，五帝下降。

十五日，启福之辰，天帝游东井，西斗下降。

十六日，天曹掠剩下降。

十七日，天曹掠剩下降，照管人间恶事，北斗出游。

十九日，三天大法师收降蜀川二十四洞鬼神。

二十一日，天猷下降。

二十三日，南斗六司星君奏录主籍，五方雷神下降。

二十四日，南斗下降。

二十五日，北斗出游，天蓬翊圣下降。

二十六日，高真妙果天尊降现。

二十七日，北极北斗下降。

二十八日，勇悟施真人上升。

二十九日，北阴下降。

【养生】

初十日，取枸杞菜煎汤沐浴，令人光泽，不病不老。

其日，宜拔白，永不生。

十一日，谓之天仓开日，宜入山修道。

十五日，夜半时沐浴，令人不忧畏。

十六日，沐浴，吉。

冬至日，一阳方生，省言语，宜养元气，勿劳其体。

【点评】一阳方生，当省言语以养其气。枸杞菜煎汤等沐浴之法可畅通气血，助养身形。冬日阳气尚微，当小心顾护，勿扰动身体，干扰气机；当减少言语，静养身心，以保养元气。

【服食】

其月，取商陆根服之。见正月。

其月，采术，蒸曝九次，候干为末。日三次，酒服方寸匕，不饥，延年益寿。

其月，可服补药，不可服太热之药。

宜早食，不宜食隔宿之肉。

冬至日，阳气归内，腹中热，物入胃易消化。

其日，取葫芦盛葱汁根茎，埋于庭中，到夏至发之，尽为末，以渍金、玉、银、青石各三分，曝令干如饧，久服可休粮，仙家名金玉浆。

【点评】虚者补之，寒者温之，冬月进补当以温性药物为主。此节主要介绍了几种冬月进补之方，采白术九蒸为末，以酒温服，可延年益寿；白术性温，《本经》列其为上品，久服可轻身延年，今多用其补气健脾，燥湿利水。同时朱氏告诫人们冬月进补药不可太热，不宜食用隔宿肉。

【禁忌】

其月，日时不宜用子，犯月建，百事不利。

其月，肾气正王，心肺衰，宜助肺安神，补理脾胃，无乖其时。勿暴温暖，切慎东南贼邪之风；犯之令人多汗面肿，腰脊强痛，四肢不通。

其月，冬至日遇道士得生炁，吉；忌冢门之徒。

其月，十二、二十二日，忌交易、裁衣。

其月，勿以火灸腹背。勿食猯肉，伤人神魂。勿食焙肉。宜减酸咸增苦，以助神气。勿食螺、蚌、蟹、鳖等物，损人志气，长尸虫。勿食经夏所收之物及陈脯，成水癖疾。勿食鸳鸯①，令人恶心。勿食生菜，令人发宿疾。勿食薤，令人多涕唾。勿食黄鼠、雁肉，损人神气。勿食獐肉，动气。勿食经霜菜果，令人面无光泽。其说未宜，食亦无恙。

十一日，不可沐浴，仙家大忌。

十五日，掠剩大夫降，犯之短命。

其月，冬至后五日，夫妇当别寝，戒容止，犯者减寿。朔望日各减十年，晦日减一年，初八上弦、二十三下弦各减五年，庚申、甲子、本命各减二年，冬至减四年。二十八日人神在阴，忌之。

【点评】冬月肾气正旺，既要去寒就温以暖肾阳，又当补理脾胃以防心肺过衰。此节主要介绍了冬月起居、饮食禁忌。起居当注意避忌贼邪之风，不可过于频繁地沐浴，以防毛孔开泄过度，损伤阳气；饮食当忌食生菜、螺、蚌、蟹等品，其多为寒凉之物，食之伤脾胃，易发宿疾，损伤神志。

季冬之月

【候气】

小寒　日在须牛宿之度，去极一百一十二度，天表影长一丈二寸五分。日出卯辰入申酉，昼四十二刻，夜五十八刻。小寒之五日雁北乡，次五日鹊始巢，后五日雉始雊。

大寒　日在女虚二宿之度，去极一百一十度，天表影长一丈五寸。昼四十三刻，夜五十七刻。大寒之五日鸡始乳，款冬华，次五日鸷鸟厉疾，后五日水泽腹坚。天道西行，作事出行俱宜向西。

是月也，日穷于次，月穷于纪，星回于天，数将几终，岁且更始，出土牛以送寒，气专而农，民毋有所使，修耒耜具田器。

【**点评**】季冬之月主小寒、大寒二气，各分三候。小寒之五日"雁北乡"，"乡"是趋向，北飞雁已经感知到阳气，是为先导；次五日鹊始巢，喜鹊噪枝，已经开始筑巢，准备繁殖后代了；后五日雉始雊，早醒的雉鸠开始求偶，早春已经临近。大寒之五日鸡始乳，可以孵小鸡了；次五日鹰、隼之类的征鸟正处于捕食能力极强的状态中，盘旋于空中到处寻找食物，补充身体的能量以抵御严寒；后五日水域中的冰一直冻到水中央，且最结实、最厚。

【月占】

其月，雪下雷鸣，冻损牛马，主次年大旱，晚禾无收，米贵寇起，秋末冬初有赦。

其月，行秋令，白露蚤降，介虫为妖，四鄙入保。行春令，胎夭多伤，国多固疾，命之曰逆。行夏令，水潦为害，时雪不降，冰冻消释。

【时俗】

其月，癸丑日造门，令盗贼不来。

其月，子日晒荐席，能去蚤虱。

其月，取猪脂四两悬于厕上，入夏一家无蝇子。

初三日，宜斋戒烧香，念道经。

初八日，挂猪耳于堂梁上，令人致富。

二十四日，床底点灯，谓之照虚耗也，其夜可祀灶。

除日，合家之发烧灰，以井底泥包之投井中。咒曰：敕，使某家眷属，竟年不患伤寒，辟却五瘟鬼。

其日，掘宅四角，各埋一大石，为镇宅，主灾异不起。

其日，取鼠一头烧灰，于子地埋之，永无鼠耗。

其日，埋圆石于宅隅，杂以桃核七枚，无鬼疫。

除夜，持椒三七粒卧井旁，勿与人言，投于井中以除瘟疫。

其夜，五更使一人堂中扇，一人问之：扇甚的？答曰：扇蚊子。凡七问，则无蚊虫也。

其夜，庭前爆竹，以辟山魈恶鬼。其鬼在郡之西方深山中，长尺余，性不畏人，犯之令人寒热病，畏爆竹声，故烧之。

其夜，家所奉天帝神祇，家庙前及厅堂房溷皆点灯至晓，主家宅光明。

其夜，四更取麻子入于井中，终岁不遭伤寒瘟疫。

其夜，积柴于庭，燎火辟灾而助阳气，令合家跳火除一年晦气。

其夜，合家于室房中烧皂角，令烟不出，薰出眼泪为度，大能辟疫气。

其夜，集家中所不用药，焚之中庭，以辟疫气。

其夜，于富家田内取土泥灶，主富。

【点评】季冬之月是一年中最寒冷、阴气最盛的时候，因此，天子会命官员在国中进行攘除疫鬼、送走寒气的礼仪活动。这个月也是河水冰冻得最结实的时候，天子会在此时命人凿河湖取冰，藏入冰窖之中，以供来年暑热的夏季使用。凿河取冰的同时，天子也会令渔师捕鱼，将这难得的冬日收获敬献宗庙。

【吉辰】

初一日，群仙会蓬莱。

初三日，东厨司命府君同总玉京太极真人、东海青童君降现，天曹掠剩下降。

初四日，九垒土皇君上诣波梨答惒天，奏陈九地学道德之人，名为四天之主。

初五日，天蓬下降。

初六日，建玉枢会，以保一年之安。

初七日，西斗下降。

初九日，东斗下降，翊圣下降，北阴下降。

初十日，长生保命天尊下降。

十一日，大慈大悲天尊普救三界一切众生脱离苦难，消灾解厄天尊下降。

十七日，太微玄精左辅与太乙夫人降曲勾金坛。

十八日，三教宗师太上老君混元上德皇帝降现。

十九日，北阴下降，五方雷神下降。

二十日，翊圣真君下降，北斗出游。

二十一日，诸天真人朝元始三清，天猷下降，南极冲虚妙道真君遇仙。

二十二日，太平护国天尊降。

二十三日，九天采访使三元考校天官五方雷部判官、五岳灵官、酆都观主下降，考劾人间一年罪福：大孝大忠者，增三纪昌三世；有功行阴骘者，论功增算昌世；能为人行大方便者，一事增一年昌一世，百事昌百世；能除害以安众者，除一害增一年；刑官救十人死罪者，增寿一年；常人救一人死者，增寿一纪；弃天道、背皇天上帝、毁诸天真、灭中国之道者，生犬戎为畜类，不反人身不生中土；凡子、侄、孙不孝祖父母、父母、叔伯父母者，下雷部减三纪，灭形；血属相残者，下雷部减二纪；六亲不和者，减一纪；人臣奴仆悖主欺君，风刀灭身，减三纪；僭越享福过度者，遭剖棺伐尸报，受刑于死后，子孙丐绝；作乱叛逆残伤生灵者，灭九族殃九祖；贼盗杀人，鬼斩其魂，不出一纪，偿三世；杀降王将卒，天夺其算，万神灭形，死无噍类，殃九族偿百世；刑官害一人至死者，赴瘟司恶疾部，减寿二纪偿二世，过五人者，速灭偿五世殃三祖；常人害一人至死者，下北酆减寿一纪偿一世，未死者减五年。

二十四日，三界集会之辰，南斗下降，北极下降，司命上朝。

二十五日，三清玉帝同会之日，天蓬下降。

二十七日，北极北斗下降，真武下降，南极冲虚妙道真君受道于普度真君。

二十八日，太上老君化三十六种外道邪魔，胡神降伏之日，北斗出游。

二十九日，三界上真胜游之日。

三十日，司命下界。

【养生】

其月，去冻就温，勿泄皮肤大汗，以助胃气，勿甚太暖，勿犯大雪，是月肺脏气微，肾脏方王[①]，可减咸服苦，以养其神，宜小宣不欲全补，是月，众阳息，水气独行，慎邪风，勿伤筋骨，勿妄针刺，以其血涩，津液不行。

其月，末一十八日，省甘增咸，以养肾气。

初一日，宜沐浴。

初二日，宜沐浴，去灾。

初六日，谓之天仓开日，宜入山修道。

初七日，宜拔白，永不生。

初八日，沐浴，转除罪障。

十三日，夜半沐浴，得神人卫护。

十五日，沐浴，去灾。

二十三日，沐浴，吉。

二十八、二十九、三十日，斋戒焚香静坐，谓之存神，可通仙灵。

除日，取枸杞煎汤沐浴，令人光泽，不病不老，去灾。

【点评】季冬之月寒甚，故应去冻就温，勿大汗伤津液，以助胃气；也不应太暖，暖则汗孔大开，无法收藏，更易遭受风寒；在饮食方面应减咸服苦，因为凛冬气寒，肾水气盛，而心火气微，故损有余而补不足，服苦以养其神。

【服食】

其月，采术，蒸曝九次，候干为末，日三次，酒服方寸匕，不饥，延年益寿。

其月，取皂角烧为末，遇时疫，早起以井花水调一钱，服之，效。

其月，收猪脂，勿令经水，新器盛，埋亥地百日，治痈疽可煎膏用之。

其月，空心用蒸饼卷板猪脂食之，不生疥疮。

其月，收青鱼胆，阴干，治喉痹骨鲠，含少许，咽津瘥。

其月，取活鼠油煎为膏，治汤火疮，灭瘢疵极良。

其月，合药饵，经久不暍。

其月，收雄狐胆，若有人卒暴亡，未移时者，温水微研，灌入喉，即活。常须预备救人。移时即无及矣。

其月，好合茵陈圆，疗瘴气、时疫、瘟瘟等病。若岭表行，此药常须随身。其方：用茵陈四两，大黄四两，豉心五合，熬令香，恒山三两，栀子仁三两，熬芒硝三两，杏仁三两去皮尖，熟研，入鳖甲二两，酒醋涂，炙去膜，用巴豆一两去皮心熬，别研入，上九味捣筛，蜜丸如梧桐子大，初得时气三日，旦饮服五丸，或利或汗，或吐或不吐，不汗利更服一丸。久不觉即以热汤饮促之，老小以意斟酌，主黄病、痰癖、时气、伤寒、痎疟，小儿发痫，服之无不瘥，疗瘴神效。赤白痢亦效。春初一服，一年不病。收瓶中，以蜡固瓶口置高处，逐时减出，可二三年一合，忌食苋菜、芦笋。

除日日中，悬屠苏沉井中令至泥，正月朔日平晓，出药置酒中，煎数沸，各东向饮之，五更亦可，从少至长，一家饮一家无疫。药滓置井中，每岁饮之，可长年无病。其方：用大黄十六铢，白术十八铢，桔梗十五铢去芦头，蜀椒十五铢去目，桂心十八铢去皮，乌头六铢炮去皮脐，菝葜十二铢，上七味㕮咀，绛袋盛之。出《和剂局方》。一方，用防风一两，去芦。

【点评】季冬之月是除晦辟邪的好时候，此时人们用茵陈、大黄、豉心、恒山（常山）、栀子仁、芒硝、杏仁等药物熬制茵陈圆，可随身携带行走于岭表；又有制作屠苏酒服用的习俗，每岁饮之可长安无事。

【禁忌】

其月，日时不宜用丑，犯月建，百事不利。

其月，初九、二十五日，忌交易、裁衣。

其月，勿歌舞，犯者必凶。勿食生薤，令人多涕唾。勿食经霜菜果，减人颜色。其说未宜，食亦无恙。勿食蟹、鳖、虾、蚌、鳞虫之物，损人神气。勿食獐肉，动气。勿食血脾[①]，土旺在脾故也。勿食牛、猪、犰、熊等肉，伤人神气。勿食生椒，伤人血脉。勿食葵菜，令人饮食不化，发旧疾。

月忌：夫妇戒容止，犯者减寿，朔望日各减十年，晦日减一年，初七日夜犯之，恶病死，初八上弦、二十三下弦各减五年，庚申、甲子、本命减二年。初九日，牛鬼初降，犯者百日中恶。二十日，天地相交行道，犯之促寿。二十八日，人神在阴，切宜忌之。

【点评】季冬之月在饮食上的禁忌颇多，因冬应以收藏为主，故重在勿耗元气，在饮食方面，勿食生薤、经霜菜果、鱼鳞鳖甲、獐肉、葵菜等伤血动气之物。食之不合于道，恐旧疾复发。

天地混元之数

　　臞仙曰：天体东西南北径三十五万七千里，每一方八万九千二百五十里，自地至天八万里。日月居阳城之半为中，乃体正圆也。日月径四百里，周千二百里，至地高二万五千里。日月光之照，径八十一万里。至冬日南行三万里，至夏日北行三万里，东西如之。其日行四极也，东极日午，西极夜半，西极日午，东极夜半，南北如之。八极之外，日月之光不至，万物寝息。

　　臞仙曰：四海之内东西二万八千里，南北二万六千里；四海之外八极之广，东西二亿二万三千五百里，南北二亿三万三千五百里。

　　臞仙曰：东极日出之所，至西陲日没之所，径过二亿二万三千五百里零七十一步。

　　南极至北陲，径过二亿三千五百里七十五步，比东西少二万里零四步。

　　臞仙曰：蓬莱三山在东海三角山之东，隔弱水三十万里，海五万七千里。

　　臞仙曰：地厚七万二千二百里，下至泉壤第一垒，上至星天，九万七千二百里；下至九幽洞渊，上至星天，一千二百一十八万里。

四时朝修吉辰

凡遇三会、三元、八节、甲子、庚申、本命、六丁等日，乃天、地、水三官等诸神祇察人善恶之日，并须入静室焚香，祈恩首罪。

三会日：

正月七日，名举迁赏会，此日上元赐福，天官同地、水二官考校罪福。

七月七日，名庆生中会，此日中元赦罪，地官同天、水二官考校罪福。

十月十五日，名建生大会，此日下元解厄，水官同天、地二官考校罪福。

其三会之日，三官考核功过，三魂攒送生人善恶，人谓之三魂会日，宜焚香忏过。

三元日：

正月十五上元，七月十五日中元，十月十五日下元，其三元之日，天、地、水三官二十七府百二十曹之神，先于三会日考校罪福，至三元日上奏金阙，以降祸福。其日，可行道建斋，修身谢过。

八节日：

立春，东北方度仙上圣天尊同梵炁始青天君下降。

春分，东方玉宝皇上天尊同青帝九炁天君下降。

立夏，东南方好生度命天尊同梵炁始丹天君下降。

夏至，南方玄真万福天尊同赤帝三炁天君下降。

立秋，西南方太灵虚皇天尊同梵炁始素天君下降。

秋分，西方太妙至极天尊同白帝七炁天君下降。

立冬，西北方无量太华天尊同梵炁始玄天君下降。

冬至，北方玄上玉宸天尊同黑帝五炁天君下降。

其八节之日，八极天尊天君同时下降人间，录人罪福，观察善恶。

五腊日

正月一日，名天腊，此日五帝会于东方九炁青天。

五月五日，名地腊，此日五帝会于南方三炁丹天。

七月七日，名道德腊，此日五帝会于西方七炁素天。

十月一日，名民岁腊，此日五帝会于北方五炁玄天。

十二月八日，名王侯腊，此日五帝会于上方玄都玉京。

其五帝攒会之日，此日酆都北阴天帝考校鬼魂，查生人祖考，及见世子孙所行善恶，以定罪福，此日皆累生人，宜当醮谢，诚凭法力，祭祀追赎涂苦，一一得福，常日祭祀不可享也。

三节：

天节甲午，地节甲申，人节甲子。

八会：

天会丙午，地会壬午，人会壬子，日会庚午，月会庚申，星辰会辛酉，五行会甲辰，四时会甲戌。

其节会宜斋戒焚香，设醮星辰，看经拜忏，祭祀先灵，可以延年益算。

醮星日：

春甲子、己巳，夏丁丑、丙辰，秋辛亥、庚子，冬癸未、壬寅。

初一日、初三日、初五日、初七日、初九日、十五日、十七日、二十一日、二十五日、二十七日，其日宜醮星告斗。

考功日：

甲子太乙简关神祇，庚申三尸言人功过。

本命日计人功行。

其考功之日，又胎光魂以甲子日上诣，爽灵以庚申日上诣，幽精以本命日上诣，言人善恶。其日宜受符箓斋戒，呈章拜表，以祈景福。

朔望日，宜朝谒忏罪，祈恩谢过。